웃음
혁명

지금까지의 웃음은 잊어라
소리 없이 웃는 기적의 웃음법

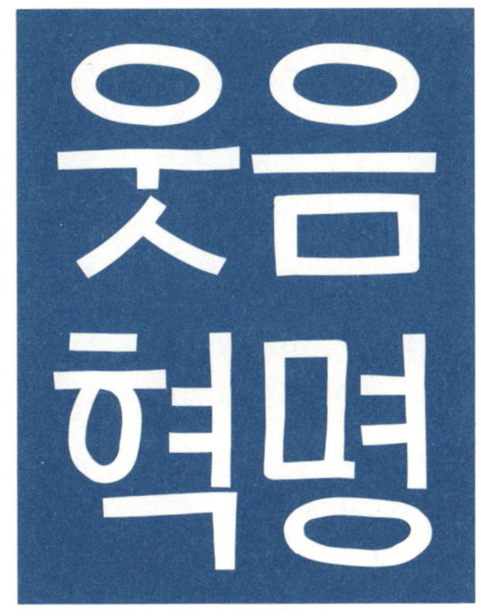

김영민 지음

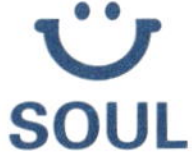

차례

7 영혼의 웃음법에 대한 일반적 사항

8 영혼의 웃음법, 사전준비 및 유의사항

웃음의 비밀

어느 날 나는 움베르토 에코의 소설《장미의 이름》을 읽다가 깜짝 놀랐다.

'웃음은 우리에게 무엇인가?'라는 문제에 맞닥뜨렸기 때문이다. 소설은 중세 수도원에서 연속적으로 발생하는 의문의 죽음을 그렸는데, 아리스토텔레스의 웃음론이 사건의 중심에 놓인다. 나는 웃음이 살인 사건을 일으킨다는 주제를 알고서 책을 펼친 것은 아니었지만, 흥미진진한 이야기에 점점 빠져들었다.

갈등과 비밀로 가득한 중세 수도원은 책의 지배를 받는 곳이었다. 이곳에 소속된 베네딕토회 수도사들은 오직 책을 위해 살았다. 그런데 신성의 수호자인 호르헤 수도사는 서가에 보관된 아리스토텔레스《시학》의 제2권에 독을 묻혀놓는다. 이 책은 '웃음은 예술이며, 식자(識者)들의 마음이 열리는 세상의 문이다'라는 주제를 담고 있다.

호르헤 수도사는 "웃기 시작한다는 것은 생각하기 시작하는 것"이며, 생각한다는 것은 신의 절대적 권위를 위협할 수 있는 부정적 요소를 발동시키는 것이기에 이 웃음에 관한 책을 읽지 못하도록 한다. 그런데 호르헤 수도사 몰래《웃음론》을 읽던 여섯 명의 수도사가 차례로 죽어나간다. 그들이 죽은 이유는 책에 묻은 독을 손에 침을 묻혀서 넘겼기 때문이다. 아무리 웃음 자체가 터부시되던 중세라고 해도 이건 너무한다 싶은 이야기였다.

호르헤 수도사는《웃음론》을 본 수도사들이 신을 거역할 것이라고 생각했다. 그는 아리스토텔레스의 책은 영적으로 위험하며, 하느님 말씀의 절대성에 의심을 품도록 만든다며 수도사들의 접근을 막는다.

그는 "수도사는 웃지 말지니, 어리석은 자들만이 목청 높여 웃느니라" 하고 말한다. 하지만 사건 수사에 나선 윌리엄 수도사는 "영적 희열과 광기의 차이는 종이 한 장 차이"라면서 집요하게 사건을 추적해 나간다. 그리고 그것이 호르헤 수도사의 계획된 살인임을 밝힌다.

웃음이 이렇듯 금기와 위반의 이데올로기였다니! 아무도 웃음을 알지 못하도록 하기 위해서 살인마저 서슴지 않았던 시대가 있었다니!

나는 아무리 소설이고 지나간 역사의 이야기일지라도 이건 너무하다 싶어서 정신이 혼미할 정도로 큰 충격을 받았다. '웃음전도사'를 자처하는 나로서는 도저히 납득할 수 없는 일이었다. 웃음은 정말 위험한가? 아리스토텔레스라는 위대한 철인이 책 한 권을 웃음에 바쳤다면 필시 웃음이라는 것이 그만큼 중요했기 때문이 아니었을까. 이런 생각에 대해 호르헤 수도사는 다음과 같이 말한다.

"내가 알기로 웃음은 사악한 인간을 악마의 두려움에서 해방시킵니다. 왜? 바보의 잔치에서는 악마 또한 하찮은 바보로 나타날 것이기 때문입니다. 나는 이것을 시비하는 것이 아니에요. 그러나 이 책에 이르면 문제는 달라져요. 이 책은 악마에 대한 두려움으로부터 스스로를 해방시키는 것을 '지혜'라고 부르고 있어요. 술로 목젖을 가르랑거리듯이 웃으면서 사악한 인간은 제가 주인이라도 된 듯이 뽐내는 법이오."

나는 이래서 유럽의 중세를 '암흑시대'라고 불렀구나 하는 생각이 들었다. 아무리 신만을 숭상하고 엄숙주의가 지배했던 중세라 해도 너무도 무지한 세월이었다는 생각이 들었다. 그 시대를 살았던 사람들이 너무 불쌍했다. 그리고 거기서 조금 더 나아가 웃음의 기원에 대해서도 생각해보았다.

뇌과학자 빌라야누르 라마찬드란의 주장처럼 원시시대 인간이 낯선 상대를 만났을 때 먼저 이(齒)를 드러내는 위협적인 표정을 지은 다음, 상대방이 적이 아님을 확인하면 표정을 반쯤 풀면서 지은 모습! 적과 동지를 구분하면서 웃음을 시작하고, 생각을 시작한 것이 지금의 인류다. 이를테면 웃음은 생각하기 시작한 인간에게 부여된 특유의 표현방식이다. 웃음이 있기에 우리는 어느덧 살 만한 세상을 살고 있는 게 아닐까?

영혼의 웃음법, 기적을 만든다

나는 의사도 아니고 과학자도 아니다. 그럼에도 불구하고 웃음이 야말로 최고의 신비 명약이라고 믿는다. 그동안 나는 웃음을 실천하는 연구자로서 이를 확인했다. 그러면서 정말 운 좋게 신이 감추어놓은 비밀 중 하나를 엉겁결에 찾아냈다. 처음엔 이것을 세상에 알리지 않고 평생 나 혼자만 향유하자고 생각했다. 욕심이 많아서 그런 게 아니었다. 단지 세상 밖으로 나갈 용기가 없었던 것이다.

그러던 어느 날, 내가 정신적으로 또 신체적으로 과거의 나와는 극명하게 달라져 있음을 문득 깨달았다. 이 모두가 내가 발견한 '영혼의 웃음법' 덕분이었다. 이 웃음법을 나만 향유하는 건 죄를 짓는 일 같았다. 이 순간에도 고통에 신음하며 도움의 손길을 기다리는 이들이 많다. 이들 중 단 한 명에게라도 도움이 된다면 망설이지 말자. 나는 건강하고 행복하게 살 수 있는 방법을 손에 쥐고 있지 않은가.

웃음이 자연스럽게 터져 나오면 좋지만, 이는 거의 불가능하다. 하루하루가 힘들고, 괴롭고, 화나는 일들의 연속이 요즘 삶이다. 웃을 일이 없음에도 건강을 위해 의도적인 웃음운동을 할 수밖에 없는데, 이것은 생각처럼 쉽지 않다. 특히 소리를 내어 웃는 것은 현실적으로 더 어려운 상황이다. 10분 이상 연속해서 의식적으로 큰 소리로 웃음을 흘린다는 것은 힘든 일이다. 가족마저도 정상적인 상황으로 보지 않는다. 불안과 걱정스런 눈길로 안타깝게 바라본다. 부득이 주변을 의식할 수밖에 없다. 그와 동시에 몸과 마음은 한없이 움츠러든다. 그리고 얼마 안 돼 웃음운동은 서서히 사그라진다. 웃음운동을 하고자 하는 대부분의 사람들이 이런 힘든 과정을 수없이 거쳐갔다.

나는 본격적으로 웃음을 연구하면서 국내의 저명한 웃음전문가들과 많은 이야기를 나누었다. 또 웃음으로 기적을 일군 이들을 직접 만나 그들의 인간승리 과정을 생생히 들을 수 있었다. 병원에서도 포기한 암을 극복한 사람, 중증의 우울증과 대인기피증, 공황장애, 당뇨, 고혈압 등 수많은 질병을 이겨낸 이들이었다. 그런데 이들의 상당수가 병의 재발로 비극적 상황을 맞았다. 나는 그때마다 큰 충격을 받았다. 도대체 이유가 뭐지? 나는 그 이유를 금방 찾아냈다. 그것은 소리 내어 웃는 웃음이 지닌 근본적 한계 때문이었다.

이들의 웃음은 주변 사람들과 환경을 의식하면서부터 서서히 위축되었다. 그러다 결국 웃음운동을 중단하는 상황에 이르렀다. 웃음을 중단하는 순간, 뇌하수체를 비롯한 신체의 각 기관에서 다이놀핀 호르몬과 같은 신비한 기적의 물질들이 더 이상 생성되지 않게 되고, 얼마 지나지 않아 병이 재발되는 사태를 맞았다. 안타깝고 슬픈 일이었다. 하지만 현재의 웃음치료법으로는 이러한 한계를 극복하기가 어렵다.

나는 이제 세상을 향해 소리쳐 알리고자 한다. '영혼의 웃음법'으로 소리 내어 웃는 현재의 웃음법이 지닌 한계를 완벽하게 극복했다고! 영혼의 웃음법은 거의 소리를 내지 않고도 자유자재로 웃음운동을 할 수 있는 유일한 웃음법이다. 원하기만 하면 언제 어디서든 즐거움의 극치를 누릴 수 있다.

영혼의 웃음법을 실천하는 당신에게도 기적은 일어날 수 있다.

의학의 아버지라 불리는 히포크라테스는 인간은 누구나 자신의 몸속에 백 명의 의사를 거느리고 있다고 했다. 다만, 백 명의 의사들이 모두 잠들어 있기 때문에 사람들이 온갖 질병에 시달린다고 했다. 우리 몸은 희로애락의 감정에 의해 엔도르핀과 다이놀핀 같은 신비한 물질을 만들어낸다. 히포크라테스는 이런 물질을 '백 명의 의사'라고 비유적으로 표현했다. 영혼의 웃음법은 잠들어 있는 백 명의 의사를 일시에 깨우는 새로운 웃음법이다.

여러분은 우연한 기회에 이 책을 만났을지 모른다. 하지만 이 순간이 여러분 인생에서 극적인 반전의 계기를 맞이할 수 있는 중요한 터닝포인트가 되길 빈다.

1

. . . . .

웃음을 잃어버린 시간

첫 직장을 떠나며

　나의 첫 직장은 국민연금관리공단이었다.

　국민연금이라는 온 국민의 노후복지가 내 손에 달렸다는 자긍심으로 나는 산더미처럼 쌓인 서류 더미를 뒤지며 밤낮을 가리지 않고 일했다. 그 시절에는 청춘과 인생을 다 바치겠다는 뜨거운 열정이 있었다. 하지만 국민연금관리공단에서 근무한 지 8년여 만에 나는 뜻한 바가 있어서 그곳을 떠났다. 직장 동료들은 든든한 일터를 왜 떠나는지 이해할 수 없다는 표정이었다.

　첫 직장을 그만둔 이후로 나는 새로운 인생을 펼쳐보겠다는 비장한 각오로 장사를 시작했다. 비록 조그만 음식점이었지만 나름 내 사업이라는 자부심이 있었다. 앞날에 대한 걱정과 고민을 거듭하다 시작한 일이었다. 음식점은 운 좋게도 기대했던 것보다 잘됐다. 그러나 장사를 시작한 지 채 1년도 안 돼 국가경제 비상사태인 IMF가 터졌다. IMF는 나에게 강한 정신적 충격을 주었고, 어떻게 살아야 할지를 고민하게 했다.

그 무렵, 삶을 바라보는 시각도 바뀌었다.

당시에는 틈나는 대로 서울역 등을 둘러보며 국민의 한 사람으로서 나라를 걱정했다. 기업들이 줄도산하고 하루아침에 직장과 집을 잃은 사람들이 거리로 내몰렸다. 비정한 삶의 현장을 참담한 심정으로 지켜봤다.

노숙자는 망연자실한 눈동자로 허공만 쳐다봤다. 금방이라도 쓰러질 듯한 뒷모습은 참으로 애처로웠다. 술 냄새를 풍기는 그들에겐 온몸을 바쳐 충성했던 회사와 사회에 대한 배신감, 절망, 좌절 등이 잔뜩 배어 있었다. 매일같이 전국 방방곡곡에서 통곡의 신음이 들려왔다. 이런 비극을 보면서 나는 다짐했다.

"제대로 돈 한번 벌어보자. 이제는 시대가 확실히 변했다. 넥타이 매고 폼 잡는 일은 앞으로 없다. 허례허식 같은 일들은 더더욱 없다." 돈에 살고 돈에 죽어나가는 참극을 보면서 내일의 희망은 오직 돈이라고 생각했다. 이런 결심은 IMF로 무너지는 많은 이들의 삶을 목도하면서 내가 새롭게 변하지 않으면 죽겠구나 하는 어떤 위기감으로부터 비롯되었다.

나는 시대의 패러다임이 실리와 실용으로 변화하고 있음을 직감했다. 그리고 이 모든 변화의 축은 돈으로 움직인다고 생각했다.

모두가 반대했던 대부금융업

나는 곧바로 직원 두 명을 데리고 대부금융업을 시작했다. IMF라는 위기상황에서도 잘되던 음식점은 여동생에게 물려주었다. 첫 직장을 그만둘 때처럼 이번에도 미련은 없었다.

새 사업에는 또 다른 각오가 필요했다. 합정동 로터리 근처에 사무실을 마련하고 '○○○○'이라는 간결하고 선명한 상호를 기분 좋게 달았다. 머리카락 한 올을 10등분 할 정도의 집중력과 불굴의 정신이 없다면 이 일은 할 수 없었다. 대학까지 나오고 공기업 간부로 근무했던 사람이 대부금융업을 한다니까 이상하게 생각하는 사람이 많았다. 나 역시 아무래도 주변을 의식할 수밖에 없었다.

당시만 해도 대부금융업은 동네 건달이나 폭력배들이 도맡아서 하던 시절이었다. 지금이야 외국계 자금을 비롯하여 국내의 금융기관이 배후에서 관련하지만 당시는 사채시장의 모든 자금원이 개인에게 있던 시절이다. 그러다 보니 그때는 대부금융업을 하겠다고 나서는 이가 드물었다. 이 업종은 아무래도 어두운 환경에 숨어 있었다. 내가 대부금융업을 시작할 때만 해도, 중소상인이나 서민들의 재산을 약

탈하는 방식이 횡행했으며, 국가의 법질서는 이들의 불합리한 일들을 일일이 단속할 수 없었다. 한마디로 법의 손길이 미치지 못하는 아픈 부분이 있었다.

나는 적어도 몇 가지 원칙을 세워서 떳떳해지고 싶었다. 그중 하나는 절대로 양심을 속이는 일은 하지 않겠다는 스스로의 맹세였다. 나는 이 원칙을 그 일을 그만두는 날까지 지켰다. 돈을 많이 벌고 싶어서 대부금융업을 시작했지만 법의 테두리 안에서 올바르게 일해서 돈을 벌고 싶었다.

몸과 마음에 찾아온 병

나의 외모는 우선 키가 작고 왜소해 보인다. 보는 이에 따라서는 시골 농부의 순박한 얼굴로도 본다. 이런 이유로 나를 아는 이들은 내가 새로 시작한 대부금융업을 적극적으로 반대했다. 나 스스로가 냉정하게 분석해봐도 대부금융업은 나와 어울리지 않는 듯싶었다. 그런데 이 낯선 업종은 역설적으로 내 이미지와 성격에 잘 들어맞았다.

조금은 시골뜨기처럼 초라해 보이는 외모였지만, 나는 진심 어린 자세와 마음으로 고객들에게 다가갔다. 창업한 지 3년 만에 회사의 규모가 엄청 커졌다. 그 끝이 어딘지 모를 정도로 수익이 늘었다. 사업의 성장 요인은 동종업체들과는 다른 나만의 독특한 영업방식에 있었다. 특히 양심을 속이는 일은 절대로 하지 않겠다는 소신을 많은 고객들이 알아주었다. 사업은 가파르게 성장하였고 나 스스로도 놀랄 정도로 엄청 불어났다. 하지만 회사가 성장하는 것과는 정반대로 내 정신과 육체에는 심각한 병이 찾아오고 있었다.

나는 지금까지 일궈놓은 모든 성과를 한순간에 잃어버릴 수 있음을 직감했다. 빈손으로 출발하여 여기까지 왔는데, 나의 모든 것을 잃을 수 있다고 생각하니 갑자기 두려워졌다.

그 무렵 나에게 불어닥친 병적 증세는 목숨을 위협할 정도로 심각했다. 지금은 웃음을 통해서 긍정적이고 낙천적인 성격으로 완전히 바뀌었지만, 그때만 해도 밴댕이 소갈머리처럼 속 좁은 사람이었다. 그래서 주변 사람들이 해주는 충고를 새겨듣질 못했다. 그들의 조언은 내게 필요한 것들이었는데도 그때는 그저 섭섭하고 서운하게만 들렸다. 그들의 충고는 날카로운 비수가 되어 내 가슴에 박혔다. 나는 별일도 아닌 일에 민감하게 반응하면서 매일매일 괴로워했다.

특히, 민·형사상 고소·고발 사건이 생겼을 때는 더욱 심각했다. 회사 규모가 커지면서 신경 써야 할 일이 하나둘 늘었다. 모든 책임이 한 사람에게 집중되는 경영 구조라서 직원들은 내 얼굴만 쳐다봤다.

그 당시 나는 돈 버는 일에만 온 정신을 쏟았다. 연체율 제로라는 경이로운 목표를 세우고 최선을 다하던 때였다. 이러한 목표는 당연히 무리가 따랐다. 급기야 채무자들과 벌인 언쟁이 법정 다툼으로까지 번졌다. 불필요한 고소·고발 사건이 연속해서 일어났다.

돈을 빌릴 때는 넙죽 엎드렸던 사람이 급기야 돈을 갚지 않겠다고 하는 경우도 있었다. 특히 악의적이고 비도덕적으로 말이다. 이런 때 나는 몸서리를 쳤다. 고소·고발 사건에 휘말리면 정신이 혼미해질 정도로 온몸이 괴로웠다. 어떤 경우에도 나는 법과 원칙을 따랐기에 법적 불이익을 당하진 않았다. 하지만 재판이 진행되는 과정에서 나는 상상을 초월하는 고통을 겪었다.

보통 억울한 일을 당한 사람들은 울분을 주체하지 못해 큰 병을 얻는다. 목숨을 끊는 일마저 간혹 생긴다. 나는 이런 극단적인 일들을 신문이나 방송에서 보고 그때마다 안타까워했다. 그런데 이제는 내가 그들의 심정을 이해하게 되었다. 검찰청이나 법원을 수없이 드나들다 보니 충분히 그럴 수 있겠다 싶었다. 보통 사람이라면 평생 한 번 겪을까 말까 한 일을 나는 1년에도 수없이 겪었다. 내 몸은 그사이 더 쇠약해졌다. 극도로 예민해진 신경은 미치기 일보 직전의 막다른 상황으로 몰렸다. 게다가 선천적으로 약했던 간과 위가 위험신호를 보내오고 있었다.

모든 걸 내려놓고 싶었다

시간이 흐를수록 건강은 더욱 악화되었다. 나를 진찰한 의사는 '번아웃 신드롬(탈진증후군)'이라는 생소한 병명을 꺼내면서 경고했다. 심인성 질환인 이 병은 과도한 업무로 인해 무기력증에 빠지는 것으로, 치명적인 결과를 가져올 수도 있다고 했다. 마치 연료가 다 타버리고 재만 남은 것처럼 모든 에너지를 일에 소진해서 더 이상 다른 어떤 것에도 열정을 느끼지 못하는 심리상태라고 했다.

이 병이 무서운 것은 일에 대한 열정만 식는 게 아니라 인생에 대한 열정까지도 증발시켜 버린다는 점 때문이라고 의사는 설명했다. 희미하게 찾아오는 이명(耳鳴), 수면장애, 식욕감퇴, 소화장애 등의 초기 증상을 돌보지 않고 무심히 지나치면 큰일이 생길 수도 있다고 했다. 불안장애나 우울증, 심지어 자살이라는 비극까지 겪을 수 있다고 경고했다.

실제로 나에게는 회사 직원들을 비롯해서 다른 사람과의 대면을 거부하는 대인기피증, 대인공포증이 나타났다. 심지어 사랑하는 아내와 아이들마저 똑바로 쳐다보지 못하는 심각한 병적 상황이 생겼다.

점차 마음이 괴롭고 불안해져서 점점 더 자주 술에 의지하게 되었으며, 새벽까지 엄청난 폭음을 하고서야 겨우 잠이 들었다.

어느덧 술로 밤을 지새우는 날이 늘었다. 어쩌다 일찍 퇴근하여 집에 들어오는 날에는 밤하늘만 멍하니 쳐다보았고, 밤늦도록 잠을 이루지 못했다. 세상 근심·걱정 없이 노니는 어항 속 물고기들이 부러웠다. 물고기를 밤새 바라보다 벽시계를 보면 새벽 서너 시가 훌쩍 지나 있었다. 세상은 내 고통의 시간을 멈추게 하지 못한다는 것을 어두컴컴한 거실에서 알았다. 그때 나는 혼자만의 세계에 갇힌 어린아이 같았다.

왜 우리 아이에게
이런 고통이 찾아왔을까

어렸을 때부터 나는 양철 조각과 그것의 뾰족한 모서리로 벽을 문지를 때 나는 소리에 전율할 정도로 무서움을 느꼈다. 소름 끼치는 그 양철 조각이 어느 날부터 내 가슴에 꽉 들어차서 뒤엉켜 있음을 알았다. 그 형상이 너무도 흉측하고 생생해서 그림으로 그릴 수도 있을 정도였다. 칼날 같은 파편들이 가슴속을 마구 휘저었다. 그때마다 나는 참을 수 없는 고통을 느꼈다.

설상가상으로 눈에 넣어도 아프지 않을 내 아이가 아토피로 밤마다 고통스러워했다. 아이의 상태는 심각했다. 고사리 같은 손으로 온몸을 긁으며 울어댔다. 우리 부부는 아이를 치료하기 위해 전국 곳곳을 뛰어다녔다. 하지만 모두가 허사였다. 우연히 소개로 알게 된 웃음치료에 지푸라기라도 잡는 심정으로 매달려보았으나 당시에는 그마저도 신통치 않았다. 웃음에 대한 편견과 고루한 사고방식에 젖어 있던 나는 웃음치료법을 아이에게 가르치기는커녕 나 자신조차도 추스르기 힘들었다.

 모든 걸 내려놓고 조용히 떠나고 싶은 마음이 한순간 고개
를 들었다. 오로지 성공만을 위해 앞만 보고 달려왔는데, 그 불굴의
삶이 죽음의 부메랑으로 날아와 내 목숨을 겨냥하다니 참으로 황망
했다. '그야말로 성공은 불행인가….' 나는 동이 틀 때까지 잿빛의 어
둠에 갇혀 있다가 어느 절벽 끝에 서 있는 절박한 심정이었다. 그 순
간 지난 시간이 잔잔한 파도에 밀려오듯 한 장면씩 뇌리를 스쳐갔다.
나도 모르게 뜨거운 눈물이 하염없이 흘러내렸다.

지금까지 살아오면서 가장 즐겁고 재미있게 웃은 적이 언제였는지
곰곰이 생각해보았다. 눈을 감으니 수십 년 전 초등학교 3학년 때의
일이 떠올랐다. 당시 최고 인기리에 방송되었던 〈웃으면 복이 와요〉라
는 코미디 프로가 생각났다. 코미디언 구봉서와 배삼룡이 주인과 마
당쇠 역할을 맡은 코너였는데, 그 장면들이 새록새록 떠올랐다.

어린 내가 생각해도 너무 웃긴 코미디였다. 그날은 마침 텔레비전
앞에 내게 운동을 가르쳤던 태권도 사범님의 부인도 있었는데, 나는
창피한 것도 잊은 채 꽤 긴 시간 동안 웃었다. 거의 숨도 쉬지 않고 배
꼽이 빠지도록 깔깔거렸다. 웃다가 죽는 게 아닌가 싶을 정도로 웃음
이 멈추질 않았다. 내가 멈출 수 있는 웃음이 아닌 듯했다.

그러고 보니 그때처럼 맘껏 웃어본 적이 없었다. 돌이켜보면, 고등
학생이 된 이후로는 거의 웃음이 없는 생활이었다. 생활에 찌들면서
웃음을 잃어버린 표정이 내 인생을 이끌었다.

자기 떠오르다니, 신기했다. 나는 죽을 때 죽더라도 원없이 웃어보자고 생각했다.

밤 12시가 넘은 시각이었지만 아내와 아이는 아토피와 힘든 사투를 벌이고 있었다. 나는 도망치듯 몰래 집을 빠져나와 무작정 차를 몰고 자유로를 달렸다. 머릿속이 터질 것 같았다. 날카로운 양철 조각들은 계속해서 마음을 휘저었다. 더 산다고 해서 고통이 멈출 것 같지 않았다. 나는 전속력으로 차를 몰며 절벽 끝을 달린다고 생각했다.

그래서 자동차의 창문을 모조리 열었다. 그러고는 "야아아아! 야아아아!" 하고 있는 힘을 다해 소리쳤다. 절벽에서 떨어지는 듯한 절규가 내 속에서 터져나왔다.

그리고 웃음을 멈출 수 없었던 그날을 떠올렸다. 그렇게 미친 사람처럼 10분 정도 웃고 났더니 이번엔 눈물이 감당할 수 없을 정도로 흘러나왔다. 더 이상 차를 몰 수가 없어서 갓길에 차를 세웠다. 엉엉 소리 내어 한참을 울었다. 1시간 이상을 실성한 사람처럼 웃다가 울다가 통곡을 했다. 그 순간 내가 어렸을 때 돌아가신 부모님의 모습이 문득 떠오르면서, 마음이 한결 편안하게 가라앉았다. 그러자 조금 전까지 죽고 싶었던 마음이 거짓말처럼 사라졌다. 희미하게나마 희망의 등불이 보이는 듯했다. 살고 싶다는 마음이 어디선가 꿈틀거렸다.

2

웃음이 나를 살렸다

살아남아서 가족을 지켜야 한다

집으로 돌아오니 새벽 3시가 조금 지나 있었다.

어린 아들은 고통에 몸부림치다 겨우 잠들었고, 아내는 아이의 처참한 상황을 지켜보다가 지쳐서 잠들어 있었다. 아이의 몸 이곳저곳을 조심스레 들춰가며 세심히 살펴봤다. 차마 눈뜨고 볼 수 없는 참혹한 모습이었다. 입과 목 주위부터 다리까지 온몸이 긁히고 파헤쳐져 피딱지가 잔뜩 붙어 있었다. 특히 살이 접히는 부분은 살점들이 떨어져 심하게 파였고, 방금 전까지 몸부림을 쳤는지 핏물이 흐르는 새 상처가 있었다. 그걸 본 순간 정신이 번쩍 들었다. 살아남아서 가족을 지켜야 한다는 아비의 책임감이 벼락처럼 정수리에 내리꽂혔다.

웃음으로 희망을 찾은 나는 웃음의 블랙홀 속으로 빠져들기 시작했다. 아이를 위해 또 살기 위해 미친 사람처럼 웃었다. 출퇴근하는 차 안에서, 집 목욕탕에서, 화장실에서… 웃을 수 있는 곳이면 어디든 가리지 않고 웃었다. 특히 왕복 80분 출퇴근길을 최대한 활용했다. 차 안에서 창문을 조금 열어놓고 웃기를 매일매일 실천했다.

그런데 얼마 지나지 않아서 미처 예상치 못한 어려움들이 생겼다. 특별히 웃을 일도 없는데 의도적으로 웃는 것이 힘들었다. 웃음을 터뜨릴 때, 왜 웃어야 하는지 언뜻언뜻 난감했다. 언젠가 아이를 위해 참가했던 웃음강의에서 들었던 말이 떠올랐다.

억지로 웃어도 우리의 뇌는 진짜 웃는 것과 구별하지 못하니, 의도적으로 계속 웃다 보면 진짜 웃는 것처럼 기분이 좋아지고 엔도르핀과 같은 좋은 호르몬이 뇌에서 분비된다는 내용을 수차례 들었다. 이는 과학적으로 증명된 것이라고 했다.

이제까지 수십 년 동안 웃을 일이 거의 없던 사람이 어느 날 갑자기 의도적인 억지웃음을 흘리려 했으니, 쉽지는 않았을 것이다. 몸의 컨디션이 좋은 날은 억지로라도 웃을 수 있었다. 하지만 곧 조그만 걱정거리라도 스치듯 지나가면 이내 웃음은 까마득히 사라졌다. 의식적으로 소리 내어 몇 번 웃는 시늉을 하다가 갑자기 머릿속이 하얘지곤 했다. 역시나 웃을 일도 없는데 맨 정신으로 그냥 웃는다는 것은 힘들었다.

그동안 살면서 즐겁고 재미있었던 추억들을 소소한 것까지 모두 들춰냈다. 그런데 무슨 영문인지 그 반대로 힘들고 괴로웠던 일까지 함께 쏟아져 나왔다.

지금처럼 계속 웃어라

웃음을 포기해버리고 싶은 생각이 하루에도 수없이 들었다 사라졌다. 머릿속에서 더 이상 재미있는 일이 떠오르지 않았다. 이런 고역과 더불어 나를 더 힘들게 한 것은 자괴감이라는 괴물이었다. 웃을 때마다 마음 한편에서는 '내가 꼭 이렇게까지 해야 하나? 내가 미쳤나? 내가 지금 뭐하고 있지? 참 한심하다. 방정맞게 이게 뭔 짓인가' 하는 불쾌감이 들었다. 차라리 누구한테 "바보, 미친 놈!"이라고 손가락질 받는 것은 참을 수 있었다. 하지만 내 속의 나에게 하는 학대, 자괴감, 자기경멸감, 자아상실감, 자기비하감 등은 정말이지 싫었다.

이런 씁쓸한 감정은 파도처럼 수없이 밀려왔다 사라지기를 반복했다. 살기 위해 몸부림치는 나를 끝까지 괴롭힌 것은 자괴감이었다.

내 마음에서는 두 개의 자아가 부딪쳤다. 한쪽에서는 내게 이렇게 주문했다.

'진정 네가 살고 싶다면, 또한 사랑하는 가

> **상실감**
> 사전적 의미는 '무엇인가를 잃어버린 후의 느낌이나 감정 상태'라고 말할 수 있다. 무력감, 슬픔, 분노, 불안, 우울, 좌절, 식욕 상실, 실망감, 실패감, 울기, 수면장애, 약물의존 등의 다양한 감정이 나타나는 복합적인 감정 상태. 신체적 감각, 인지, 행동의 네 가지 범주에 해당하는 다양한 반응이 일어난다.

그러나 다른 한쪽에서는 그럴듯한 말로 정반대의 주문을 했다.

'꼭 이렇게까지 해서 살아야 하나? 대충 살다가 조용히 가면 되지. 너같이 답답하고 고지식한 성격에 웃을 일도 없는데, 그냥 웃는다는 게 가능한 일이냐? 그냥 마음을 비우고 포기해라. 그게 네 신상에 더 좋을 것 같다. 이렇게 고생하면서 웃을 바에야 그 시간에 차라리 소주라도 한잔하고 기분이나 풀어라. 그게 차라리 낫겠다.'

다른 사람의 눈을
마주 볼 수 있게 되다

수많은 어려움 속에서 잠시 흔들렸던 순간도 없지 않았지만, 나는 살아야겠다는 의지로 울부짖듯 웃었다. 그러자 얼마 지나지 않아서 몸에 변화가 일어났다. 사랑하는 아내와 아이의 얼굴을 마주 볼 수 있게 됐다. 그뿐만 아니라 회사 직원들하고도 자연스럽게 이야기할 수 있었다.

웃기 전에는 누구의 얼굴도 쳐다보지 못하고 눈을 마주치지 못했지만, 점점 좋아지고 있다는 것을 느낄 수 있었다. 뚜렷한 이유 없이 하루에도 몇 번씩 가슴이 콩닥콩닥 뛰어서 불안하고 초조했는데, 이런 증상도 점차 사라졌다. 특히 혼자 있을 때는 창밖으로 뛰어내리고 싶은 충동이 수시로 찾아왔는데, 이 같은 극단적인 생각이 사라졌다.

이 모두가 미친 사람처럼 웃기 시작한 지 한 달여 만에 일어난 일이었다. 그뿐이 아니었다. 시간이 지날수록 마음에 안정이 찾아오고 자신감이 붙었다.

날카로운 양철 조각이 마음에 가득 차서 그동안 늘 고통스러운 심정이었는데, 그 쇳조각들이 어느새 눈 녹듯 사라지고 있었다.

'아! 이제 살았구나. 웃음이 기적처럼 날 살렸구나' 하는 안도감이 들었다.

이렇게 빨리 효과가 나타나다니, 상상도 못 할 일이었다. 나는 더욱 더 웃음에 매달릴 수밖에 없었다.

사무실에서 일을 하다 좀 답답하다 싶으면 조용히 밖으로 나왔다. 그러고는 차 안에서 마음껏 소리 내어 웃었다. 약 10분 정도 웃고 나면 언제 그랬냐는 듯 막혔던 가슴이 뻥 뚫렸다. 특히 아침 출근길에 30분 정도 집중적으로 웃고 나면 상쾌한 기분이 아침 내내 3시간 정도 유지되었다. 나는 몸과 마음에서 일어나는 변화를 어떻게 설명해야 할지 몰랐다. 하지만 '웃음이 매일매일 나를 살리고 있구나' 하고 감탄하지 않을 수 없었다.

몸이 떠오르는 환희의 체험

웃기 시작한 지 한 달 정도 지난 어느 날, 나는 놀라운 체험을 했다. 그날도 나는 차 안에서 살겠다는 일념으로 웃었다. 다만, 평소보다 조금 더 강도를 높여서 웃었을 뿐이다. 늘 그렇듯이 간절한 소망을 안고 숨이 끊어질 것처럼 미친 듯이 웃었다. 차를 타고 웃기 시작한 지 약 40분 정도 지나 회사에 거의 도착했을 때다. 나는 합정로터리 교차로에서 신호 대기를 하는 중에도 혼신의 힘을 다해 웃었다. 아침 출근 시간대라 수많은 차량이 도로를 빼곡히 메우고 있었다.

창문을 모두 닫고 있었으니 웃음소리는 밖으로 새어 나가지는 않았다. 그런데 그때 갑자기 내 몸이 공중으로 붕 떠오르는 것 같은 환각상태로 접어들었다. 너무나 갑작스런 상황이라 더 놀랐다. 그때의 당황스러움은 상상을 초월했다. 그 와중에도 나는 정신만은 똑바로 차리자고 다짐했다.

'몸이 왜 이러지? 신호가 바뀌면 운전을 해야 하는데… 얼마나 오랫동안 이럴까? 계속 이러면 큰일 나는데….' 나는 두 손으로 핸들만큼은 꼭 붙들었다. 이마저도 놓친다면 그야말로 큰일이 생길 것 같았다. 그 짧은 순간에 별의별 생각이 다 스쳤다. 공중으로 떠오르는 몸의 희열감과 차를 움직여야 한다는 절박함이 동시에 찾아왔다. 다행스럽게도 환각상태는 약 2~3분 정도 지나서 풀어졌다.

사무실에 도착한 나는 차 안에서 경험한 놀라운 신비체험을 하나씩 되짚어보았다.

'그냥 미친 듯이 30분 이상을 계속해서 큰 소리로 웃었을 뿐인데, 어떻게 된 일이지? 도대체 이게 현실적으로 가능한가? 내 이야기를 누가 믿을까. 나는 그저 웃었을 뿐인데….'

어쩌면 나는 내 의지와 상관없이 환각상태에 빠진 듯싶었다. 문득 이렇듯 놀라운 경험이 웃음의 효과는 아닐까 하는 생각이 들었다. 그렇다면 오늘 겪은 일을 웃음과 관련해서 연구해볼 수 있지 않을까 하는 호기심이 생겼다. 하지만 그 무렵의 나는 웃음에 대한 의학적·과학적 정보가 일천했다. 그래서 아직 내 몸에서 일어나는 변화를 증명할 수 없었다. 게다가 바쁜 사업으로 그럴 마음의 여유도 없었다. '열심히 웃다 보니 이런 경험도 하는구나' 하는 정도로 지나칠 수밖에 없었다.

축적된 신비의 물질이 분출하다

차 안에서 신비체험을 한 뒤 몇 년이 지나서야 나는 그때 경험한 환각상태를 이해할 수 있었다. 내 나름의 분석은 대략 이렇다.

나는 공중으로 떠오르는 환각상태를 경험하기 전까지 마음에 양철 조각들을 품고 있었다. 마음에 채워진 양철 조각들 때문에 너무도 고통스러웠다. 물론 웃기 시작한 뒤로 조금씩 나아지는 느낌은 있었다. 하지만 웃음을 치료 목적으로 시작한 지는 고작 한 달도 안 된 시점이었다. 그러니까 그 무렵은 완전한 치유의 상태가 아니었다.

웃다 보면 부교감신경이 흥분되어 예민한 사람들은 스트레스가 날아가는 것을 피부로 느낄 수 있다. 그날의 나는 과도한 웃음으로 부교감신경이 극도로 흥분되어 있었을 것이다. 웃음을 무게나 부피로 잴 수는 없지만, 공중으로 떠오르는 환각상태를 경험한 것은 웃음의 효과가 극대화되었기 때문일 것이다.

보통 열정적으로 20~30분 웃고 나면 대략 3~4시간 정도 상쾌함이 유지되는데, 이는 중요하게 눈여겨봐야 할 부분이다. 즉, 웃음의 효과는 생각보다 오래 지속된다는 것이다. 웃음을 통해서 뇌하수체를 비롯한 신체의 각 기관에서 분비된 엔도르핀(endorphin)이나 엔케팔린(enkephalin) 같은 신비물질은 3시간 정도만 유지되다가 소멸되는 것이 아니라, 몸 곳곳에 조금씩 축적된다. 웃음을 통해 새롭게 생성된 물질과 그동안 세포 곳곳에 축적된 신비물질들이 어떤 자극에 의해 분출하면서 그날 내 가슴속 양철 조각들이 일시에 녹아버렸고, 그와 동시에 몸이 공중으로 떠오르는 환각상태에 접어들었던 것이다.

엔케팔린(enkephalin)

웃을 때 엔도르핀과 함께 나오는 신경펩타이드 호르몬으로, 모르핀보다 300배 강한 물질이다. 아편과 유사한 체내물질이라 하여 '체내 아편성 물질'이라고도 불린다. 중추신경계에는 이러한 신경전달물질의 수용체가 많이 분포되어 있어서, 모르핀과 같은 아편류의 통증 억제 기전도 이러한 통증 전달의 조절과 깊은 관계가 있다. 오심, 진해 작용, 행복감, 중독성 등 아편류의 기타 약리학적 작용도 이러한 체내 아편성 물질 수용체를 함유한 신경원의 작용을 모방해서 일어나는 현상으로 추측된다.

모르핀(morphine)

1806년 독일의 약제사 F. W. A. 제르뷔르너가 아편의 유효성분으로써 추출했다. 백색 침상 또는 결정성 분말이며 녹는점은 254℃이고 190~200℃에서 승화하며, 광선을 받으면 황색으로 변한다. 독약 및 마약으로 지정되어 있는 염산염은 물에 잘 녹는다. 광선에 의해 변성되므로 밀폐용기에 보존해야 한다. 무취이고 맛은 쓰다. 마취제로 진통, 진해, 진정, 최면에 효력이 있으며, 부작용으로 구토, 발한, 발열, 설사 등이 나타난다. 연용하면 만성중독을 일으켜 점차 증량하지 않으면 효력이 없어지고 사용을 중단하면 금단현상을 일으킨다.

엔도르핀(endorphin)

1975년 영국의 에버딘대학 생화학자 코스터리츠 박사는 뇌에서 생성되는 엔케팔린을 발견한 후, 아편과 같은 효능을 발휘하면서 모르핀보다 200배 더 강한 물질을 발견했다. 이를 '체내의 모르핀(morphine within)'이라는 의미로 '엔도르핀'이라고 불렀다.

엔도르핀의 발견은 마약류의 연구와 관련이 있다. 1960년대 말에 이르러 일부 뇌과학자들은 모르핀, 코카인과 같은 마약류가 사람들에게 쾌감을 주는 이유에 대해 연구하기 시작했다.

그러던 중 마약과 유사한 물질이 뇌 속에서 제조되는 것을 발견했다. 이 발견으로 인해 마약의 효과는 마약과 유사한 물질이 뇌 속에 있기 때문이라는 추측이 사실로 확인되었다. 베타엔도르핀, 감마엔도르핀, 알파네오엔도르핀, 다이놀핀, 프로엔케팔린 등의 다양한 엔도르핀이 학계에 보고된 바 있다.

엔도르핀은 중독성이 강한 진통제와는 달리, 중독성이 없는 천연 진통제다. 뇌는 베타엔도르핀이라는 호르몬도 분비한다. 이 호르몬은 긍정적인 효력을 발휘하는 신비물질이다. 베타엔도르핀은 면역력을 높여주는 효과가 뛰어나다. 세균에 의해 감염된 질병이나 바이러스에 의한 질병, 심지어 에이즈와 같은 병에도 강한 저항력을 발휘한다.

문제는 엔도르핀이 체내에서 자동적으로 분비되는 것이 아니라 마음의 상태에 따라 생성된다는 점이다. 마음이 기쁘고 즐거우면 엔도르핀이 많이 생성되지만, 우울하면 정반대의 효과를 내는 아드레날린이 분비된다. 아드레날린의 과다 분비는 심장병, 고혈압, 노화 촉진, 노이로제, 관절염, 편두통 등의 원인이 된다고 주장하는 논문들도 있다.

웃음연구, 삶의 새로운 도전

환각상태를 경험한 뒤 내 몸에는 주목할 만한 변화가 생겼다. 그중 하나가 이제까지 내 마음을 괴롭혔던 양철 조각들이 모두 사라진 것이다. 물론 그 뒤로도 힘들고 괴로울 때마다 스트레스는 생겼지만, 예전과 같은 강도는 아니었다. 몸은 이제 사라진 양철 조각의 무게만큼 가벼웠고, 또 그날그날의 가벼운 스트레스쯤은 웃음으로 쉽게 날려버릴 수 있었다. 나아가 근심, 걱정, 불안, 초조와 같은 스트레스가 내 몸에서 우주 밖으로 떨어져 나가는 것을 느꼈다.

웃음을 통해 이 같은 효과를 맛본 나는 내일을 위한 새로운 꿈을 갖게 되었다. 웃음을 더 연마하여 최고의 경지에 도달할 수만 있다면, 이는 분명 희로애락의 감정을 자유자재로 조절할 수 있는 초인적 능력의 소유자가 될 것이라고 생각했다.

문득 오래전 고통 속에서 신음하던 내 모습이 떠올랐다. 아침에 눈을 뜨는 순간부터 스트레스와 온갖 짜증이 밀려오던 나날이었다. 한편 세상을 향한 분노가 이유 없이 일렁거렸던 시간들이었다. 마음이 고통스럽고 힘들 때마다 나는 가끔 이런 생각을 하곤 했다. '내 마음을 내가 마음대로 조절할 수 있는 그런 초능력을 가질 수만 있다면 얼마나 좋을까.' 생각해보니, 그때의 나는 항상 행복한 기분으로 유쾌하게 살고 싶었던 것 같다. 이 같은 능력을 거머쥘 수만 있다면 나는 내 모든 것을 바쳐서라도, 심지어 내 목숨을 걸고서라도 꼭 얻고 싶었다. 하지만 이것은 인간으로선 쉽게 성취할 수 없는 유토피아적 환상이라는 점을 깨달았다.

니체의 '고통의 의미'

니체는 인간의 질병 가운데 가장 큰 질병이 자기 삶의 고통의 원인을 모르는 고통, 즉 자기 자신에 대한 무지에서 오는 고통이라고 말했다. 이런 고통은 자기부정과 자신에 대한 경멸만이 아니라 인간에 대한 혐오를 야기한다.

"그러나 … 오늘날까지 치유하지 못하고 있는 가장 크고도 무서운 병, 즉 인간의 인간에 대한, 자기 자신에 대한 고통이라는 병이 야기된 것이다"(니체, 《선악의 저편: 도덕의 계보》).

고통을 통해 삶에서 제기되는 문제, 즉 내 삶의 이유가 어디에 있는지, 왜 내가 이러한 고통을 당하고 있는지, 그 고통의 이유가 무엇인지에 대한 대답을 찾은 사람은 자신의 삶을 있는 그대로 긍정하며, 그 삶의 긍정적 가치를 찾아내고 자신을 긍정하는 삶을 살게 된다. "왜 살아야만 하는지 아는 사람은 모든 상황을 거의 감당해낼 수 있다"라는 니체의 말은, 단지 매 순간 당면한 문제를 해결할 수 있는 수단이나 방법만을 강구하는 것이 아니라 자기긍정이나 자기가치의 회복 속에서 근본적인 삶의 문제를 성찰하며 삶을 창조적으로 이끌어갈 수 있다는 뜻을 담고 있다.

"삶의 고통과 시련을 어떻게 이해하고 받아들이느냐에 따라 고통의 의미는 인간을 한층 더 성숙하게 만들기도 하고, 삶을 저주하고 부정하게 하거나 인간을 미성숙하게 만들기도 한다"(김정현, 《니체에 있어서, '사유의 폭력'과 우울증, 고통의 치료술》).

나는 꿈에서 깨어난 사람처럼 방금 전에 품었던 희망사항을 체념할 수밖에 없었다. 아마도 이건 신의 영역일 거라고 굳게 믿었던 듯싶다. 그런데 나는 웃음의 효과를 거듭 확인하면서부터, 그 초인적 능력이 어쩌면 가능할 수도 있겠다는 한 줄기 희망을 품기 시작했다.

이를테면 나는 니체의 '초인(超人, Übermensch)'처럼 삶의 밑바닥을 들여다볼 수 있기를 희망했다. 그 밑바닥에 발을 딛고 선 '나'를 상상해보았다. 나를 뛰어넘어 '참나'로 살 수만 있다면, 그러한 초인은 타인의 삶까지 뒤흔들어 깨울 수 있지 않을까.

나는 '망치의 철학자'라고 불리는, 니체의 망치질처럼 웃음이 내 삶의 근원을 뒤흔들고 있음을 느꼈다. 어떤 열악한 환경에 놓인 삶이라도 웃음을 활용하면 그 삶은 행복해질 거라는 생각이 들었다. 그러면서 웃음에 대해 좀 더 연구해봐야겠다고 결심했다. 그것은 어떤 역경이 있더라도 내가 꼭 이루고 싶은 삶의 새로운 도전이었다. 만약 나의 이 도전이 성공한다면, 나는 초인적 내면의 힘을 가슴에 품을 수 있으리라 생각했다.

웃음이 나를 긍정적으로 만들다

그동안 웃음을 실천하면서 매번 경험했던 기분의 변화는 대략 다음과 같다.

웃기 전에는 기분이 축 처진 상태에서 시무룩한 표정이었다. 특별한 이유 없이 무언가 불만스런 마음이 들면서 짜증이 나고 화나는 일이 자신도 모르게 잦고, 간혹 이 세상을 원망할 때도 있었다. 그러나 그때마다 온 힘을 다해 열정적으로 20~30분 정도 웃고 나면, 웃기 전의 기분상태와 완전히 달라진 감정을 경험했다. 온 세상이 아름답게 보였고, 주변 사람들에 대한 고마움과 감사의 마음이 자연스럽게 우러났다. 어떻게 하면 사람들에게 더 잘해줄 수 있을까를 고민하게 됐고, 이런 긍정적인 마음은 또다시 상쾌한 기분으로 이어졌다. 그래서 하는 일에 더 큰 자신감을 불어넣어 줬다. 한참 동안 그냥 웃었을 뿐인데, 이런 좋은 변화가 바늘에 실 가듯 따라오다니, 참 희한했다.

눈에 넣어도 아프지 않을 아이가 아빠를 살리려고 그토록 고통스럽게 아토피를 앓았나 싶을 정도로 내 생각은 긍정적으로 변했다. 웃음을 알기 전에는 내 차선으로 끼어드는 차를 손가락질 하며 화를 냈는데, 이젠 기분 좋게 어서 들어오라고 양보할 수 있었다. 그때마다 나는 차 안에 머무르는 시간이 길어져서, 웃는 시간이 그만큼 늘어날 거라고, 기분 좋게 생각했다.

회복탄력성과 그릿(grit)

역경과 인생의 큰 시련 앞에서 좌절하지 않고 성공한 이들에게는 몇 가지 공통점이 있다. 그중 '회복탄력성 지수'가 남들보다 뛰어나고 또 '그릿(grit)'이 강하다는 점이다. 실패를 딛고 되튀어올라 원래 있던 자리보다 더 높이 올라가는 힘이 '회복탄력성'이라면, 어려움과 역경에도 굴하지 않고 끝까지 밀고 나가는 힘이 '그릿'이다. 이것들은 마치 근육처럼 체계적인 훈련과 노력으로 그 힘을 키울 수 있다. 그릿을 키우기 위해서는 우선 자기동기력을 키워야 한다.

펜실베이니아대학 가브리엘 외팅겐(Gabriel Oettingen) 교수 등의 연구에 따르면, 성공한 이들은 자신이 원하는 미래와 지금 현실의 격차를 분명히 인식하고 그 격차를 줄이기 위해 집중하는 습관을 갖고 있다. 이들은 자신이 원하는 바를 이루었을 때 나타나는 긍정적인 결과를 생생하게 떠올리는 동시에, 목표를 이루기 위해 넘어서야 할 장애와 어려움도 분명히 인식한다. 이렇듯 미래와 현실을 동시에 연결시켜 생각하는 마음의 습관은 강력한 동기 부여의 원천이다. 이를 단계별로 살펴보면 다음과 같다.

첫 번째 단계, 바라는 목표를 이뤘을 때의 기분을 상상한다. 그러면 긍정적 예견에 의해 뇌에서 도파민이 분비되고, 하고자 하는 열정과 에너지가 생겨난다. 두 번째 단계, 내가 해야 할 일이 무엇인지 과정별로 구성한다. 세 번째 단계, 꿈과 현실의 격차를 인식했다면 이를 바탕으로 실행계획을 세우고 습관화해서 실천할 수 있도록 노력한다. 네 번째 단계, 매일매일 목표를 향해 실천하며 그 과정을 즐긴다.

문제는 일이 안 풀릴 때다. 내가 도전하고 넘어야 할 산이 너무 높아 보이면 포기하기 쉽다. 그 포기를 막아주는 것은 자기조절력에 의해 생긴다. 자기조절력은 어려운 일을 오래 견딜 수 있도록 하는 지구력이며, 끈기이며, 집념이다. 이는 뇌 변연계의 감정을 통제하는 강력한 전두엽의 기능을 필요로 하는데, 전두엽의 작동을 방해하는 것이 스트레스다. 스트레스를 극복하기 위해서는 회복탄력성이 필요하다.

그리고 강한 회복탄력성을 성취하기 위해서는 긍정의 마음이 필요하다. 긍정적 정서를 키운다는 것은 스스로 행복해짐으로써 자기통제력을 높이고, 자신의 행복을 타인에게 나눠 줌으로써 대인관계 능력까지 향상시킴을 의미한다. 이는 또한 뇌를 긍정적으로 바꿔주는 것을 의미한다.

이를 위한 세 가지 훈련법은 다음과 같다.
첫째, 자신과 타인의 장점을 보라. 행복해지려면 우선 나 자신이 긍정적이어야 한다. 둘째, 감사해라. 감사하기 훈련의 효과는 신경심장학이라는 학문 분야를 통해서 입증되었다. 감사의 마음은 심장박동수를 가장 이상적으로 유지시켜주는 것으로 나타났다. 특히 감사일기를 매일 쓰다 보면 긍정적으로 변해가는 자신을 발견할 수 있다. 셋째, 규칙적인 운동을 습관화하라. 운동은 우리의 뇌를 행복하게 해줄 뿐만 아니라 머리를 좋게 해준다. 최근 연구에 의하면, 뇌를 긍정적으로 변화시키기 위해서는 일주일에 세 번씩 30분 이상, 최대 심박수의 60~80%의 세기로 8주 이상 운동하는 것이라고 한다(김주환, 〈회복탄력성과 그릿〉 제314회 전경련 IMI 조찬강연).

어디서 웃어야 하지?

웃음운동을 처음 시작할 때만 해도 대부분의 시간을 차 안에서 보냈다. 그럴 만한 사정이 있었다. 아무래도 웃음은 크게 소리를 낼 수밖에 없는 고유한 특성으로 남들에게 피해를 준다. 나 살겠다고, 내 몸에 좋다고 그저 아무 데서나 웃을 수는 없었다.

웃음을 시작한 그날부터 나는 이것만은 꼭 지키자고 마음먹은 일이 있다. 그것은 어떤 일이 있어도 남에게 피해를 주는 일은 하지 말자는 것이었다. 최소한의 예의를 지키고 싶었다.

웃음이 내 건강에 도움을 준다 할지라도 남에게 피해를 주면서까지 할 수는 없는 법이다. 한두 번 정도 호탕하게 웃는 거야 뭔가 좋은 일이 있어서 그런가 보다 이해할 수 있겠지만, 계속해서 웃는다면 그건 좀 심각한 문제로 받아들인다. 특히 요즘처럼 층간소음으로 다툼이 많은 사회 분위기에서는 더욱 주의해야 할 일이 아닌가 싶다.

나는 한동안 아침저녁으로 샤워할 때 욕실에서 큰 소리로 웃어본 적이 있다. 아내와 아이들에게는 미리 양해를 구하고 며칠간 내 방식대로 웃었다. 하지만 웃는 중에도 이것저것 보통 신경 쓰이는 게 아니었다. 아내와 아이들은 요즘 아빠가 회사 일로 힘들어서 정신이 이상해진 것 아닌가, 근심 어린 표정이었다.

나는 나대로 아이들 공부하는 데 방해가 되지 않을까, 혹은 아파트 위아래층 이웃에게까지 내 웃음소리가 들리는 건 아닌지, 은근히 걱정이 됐다. 이런 생각들로 머리가 복잡해지자, 더 이상 집에서 웃을 수가 없었다. 그래서 웃고 싶을 땐 얼른 차로 이동해서 마음껏 웃었다. 차 안에서는 아무리 큰 소리로 웃어도 남에게 피해를 주지 않았다. 차 안은 웃음의 장소로 최적이었다. 하지만 차에서도 새로운 문제점들이 나타났다. 사계절 중 봄, 가을, 겨울은 그런대로 괜찮은 편이었다. 하지만 여름철엔 아주 심각한 문제가 발생했다.

차량 에어컨을 켜놓은 상태에서 5분간 격렬하게 웃다 보면, 목이 칼칼해지고 따끔거렸다. 건강을 위해서 시작한 일이 건강을 해칠 가능성이 있었다. 또 운전하는 중에 창문을 열면 배기가스와 미세먼지가 들어와서 맘껏 웃기 힘들었다.

그동안은 웃는 일에만 집중했는데, 웃음의 환경도 꽤 중요하다는 것을 그때 알았다. 웃음운동을 시작한 이후로 몸과 마음은 편안해졌지만, 대신 기관지에 심각한 문제가 발생했다. 수년 동안 배기가스와 미세먼지 등 유독물질을 거의 매일 들이마신 결과였다. 어느 날엔 목젖에서 피가 나왔는데도 이를 무시하고 웃은 적이 있다. 그 무렵에는 웃음에만 집중할 때였다. 하지만 3년쯤 지나자 도저히 참을 수가 없었다.

통증이 심해서 이비인후과 의사를 만나야 했다. 담당의사는 목에 낭종(결절)이 있으니, 큰 병원을 찾아 정밀검사를 받으라고 했다. 어나는 신촌 세브란스병원에 입원하여 정밀검사를 받았다. 다행히 악성은 아닌 것으로 판명이 났다. 무사히 낭종 제거 수술을 받고 퇴원했지만, 이 수술을 기점으로 나는 웃음의 주변 환경이 중요하다는 것을 깨달았다.

나는 목에 낭종이 왜 생겼는지 짐작이 갔다. 물불 안 가리고 죽기 살기로 웃어댄 결과였다. 어찌 보면 이것은 내 웃음 인생에서 상징적 의미를 가지는 특별한 상처였다.

무더운 차 안에서 웃음운동을 하는 것은 참기 어려운 고역이었으며, 이 어려움을 극복하고자 별의별 궁리를 다했다. 그런 어느 날, TV 뉴스에서 대기업 연구소 직원들이 머리에서 발끝까지 연결된 특수복을 입고 일하는 모습을 우연히 보게 됐다. '나도 저런 특수한 옷을 입어볼까. 그러면 에어컨을 세게 틀어놓고 웃을 수 있겠지? 아니면 특수 제작된 헬멧을 착용해볼까?' 나는 이런저런 궁리 끝에 당시 선풍적으로 인기를 끌었던 얼음조끼를 몇 개 구입했다.

그 이튿날에도 찜통더위가 아침부터 찾아왔다. 나는 차에 오르기에 앞서 밤새 얼려놓은 얼음주머니들을 온몸에 주렁주렁 걸쳤다. 33도가 넘는 무더운 날씨였지만, 에어컨을 켜지 않은 상태에서 평소처럼 온 힘을 다해 웃었다. 손바닥만 한 얼음주머니들의 효과는 대단했다. 오히려 한기를 느낄 정도였다. 찜통더위는 이제 내게 더 이상 장애물이 아니었다. 그런데 이런 묘안도 잠시뿐.

홀 만에 부작용이 일어났다. 딱딱한 얼음주머니와 밀착된 근육에 통증이 와서 한 발짝도 움직일 수 없었다. 등뼈를 중심으로 온몸이 욱신거렸다. 이내 몸살까지 겹쳐 오기 시작했다. 생각해보니, 찜통 차 안에서 얼음조끼를 입고 웃는 건 그야말로 큰 고역이었다.

웃음은 내 생명의 마지막 등불과 같은 존재였기에 나는 이 같은 고충을 참고 견뎠다. 그저 살기 위해 이를 악물었고, 죽을 각오로 웃었다. 눈물과 땀으로 범벅이 됐던 그때를 나는 지금도 잊을 수가 없다. 형언하기 힘든 그날의 기억들이 지금도 새록새록 떠오른다. 그와 동시에 나 자신과의 힘겨운 싸움에서 승리했다는 성취감도 그 무렵에 생겼다. 그러다 보니 자연히 표정도 밝아졌다. 나는 웃음으로 하루하루 새로운 삶을 맞이하고 있었다.

생을 포기하려고 결심했을 때, 내 몸무게는 72kg이었다. 키가 155cm인 점을 감안하면 어떤 체형의 몸집인지 금방 떠오를 것이다. 몸은 초비만 상태였고, 그 여파로 고지혈증을 비롯해 여러 성인병이 동시다발로 찾아왔다. 한마디로 '걸어 다니는 종합병원'이었다. 설상가상으로 언제든 극단적인 선택을 할 수 있는 병적 심리상태에 놓여 있었다.

우울증이라는 정신질환을 심각히 겪어본 내 경험에 의하면 그것은 생각의 병이라고 볼 수 있다. 이를 극복하기 위해서 나는 끊임없이 달려보았고, 또 이를 악물고 산을 올랐다. 하지만 그 어떤 강도 높은 운동을 해도 머릿속에 박힌 그 우울한 상념은 여전히 떠나질 않았다. 그때의 상황은 오직 세포가 분열하듯 고통만 기하급수적으로 증식

될 뿐이었다. 한마디로 고뇌와 번뇌가 똘똘 뭉친 스트레스는 그 어떤 노력으로도 낫지 않았다. 오히려 시간이 갈수록 병세만 악화되었다.

이런 내가 웃음으로 다시 태어났으니, 그야말로 웃음은 내게 새 생명을 선물해준 셈이었다. 특히나 일체의 부작용 없이 몸과 마음을 확실히 치유해주었다. 치유과정도 채 한 달이 걸리지 않았다. 이렇듯 빠

체온과 건강

기후학자들은 지구 온도가 1도 상승하면 전 세계의 중요 농산물이 10~70% 정도 감소하고, 농경지 10~50%가 황폐해져 결국 사막화될 것이라고 한다. 반면 사람의 경우는 체온이 내려가면 내려갈수록 문제가 생긴다. 기초대사량은 12% 감소하고, 혈류의 흐름까지도 나빠져 암세포 활동이 가장 활발해진다.
또 면역력도 30% 정도 떨어져 질병에 노출되기 쉽다. 사람은 항온동물이므로 정상체온인 36.5℃를 유지해야 건강하다. 기초대사량은 체온이 1℃ 상승할 때마다 6배 증가하고 1℃ 떨어질 때마다 12%씩 떨어진다. 체온을 올려 면역력을 높이라고 주장한 사람은 일본의 면역학자 아보 도오루다. 그는 "만병의 근원은 냉기이며, 체온을 올려주면 면역력이 강해져 건강하게 장수할 수 있다"라고 했다.
그의 연구에 따르면, 체온이 1℃ 떨어지면 면역력이 30% 이상 떨어지고, 체온이 1℃ 올라가면 면역력이 70%까지 높아진다.
체온 저하 시 몸의 상태는 다음과 같다.

36.5℃ 건강한 사람의 체온(심부온도는 37.2℃).
36.0℃ 열을 발생시키기 위해 몸이 떨림.
35.5℃ 배설 장애와 알레르기 발생.
35.0℃ 암세포 활성화.
34.0℃ 물에 빠진 사람의 경우 소생 가능성 50%.
33.0℃ 동사 직전인 사람의 체온(환각이 보이기 시작함).
30.0℃ 의식불명 상태에 빠짐.
29.0℃ 동공이 확대됨.
27.0℃ 죽은 사람의 체온.

른 시간 안에 마음의 병이 치유되다니, 정말로 놀라운 일이었다. 웃음이야말로 우울증과 같은 정신질환이나 스트레스에는 이 세상에 유일한 천적과도 같은 존재이며, 신이 내려주신 특효약이라는 것을 생생한 경험을 통해 깨달았다. 하지만 신체적인 측면에서의 효과는 상대적으로 조금씩 늦게 나타났다. 나는 몸이 변해가는 과정을 통해서 이를 확실히 알았다.

내 주변을 둘러보지 못했다는 자책

　웃음운동을 시작한 지 3년째 되던 해에 나는 그간 살아온 삶의 궤도를 바꾸기로 마음먹었다. 웃음을 몰랐을 때, 내 삶의 궁극적 목표는 그저 '돈을 벌자, 그래서 성공하자'였다. 남들이 꺼리는 대부금융업에 손을 댄 것도 이런 이유였다. 하지만 그간 불도저 같은 질주의 끝자락은 병색이 짙어져서 주저앉은 것 아니던가. 모든 것을 내려놓고 스스로 생을 마감하려는 순간, 나를 살린 것이 웃음이라는 것을 나는 잊을 수 없었다. 생명의 은인이 되어준 웃음이 이제 내 인생관과 가치관을 변화시키고 있었다.

　나는 이 세상을 위해 무언가 가치 있는 일을 하고 싶었다. 세상을 하직하는 그날, 정말 멋진 인생을 살았다고 자부할 정도로 의미 있는 일을 하고 싶었다. 이런 강한 욕망이 가슴속에서 꿈틀거렸다. 나는 그간 앞만 보고 달려왔다. 내 주변을 둘러보지 못했다는 자책도 했다. 나도 모르는 사이에 돌처럼 굳어진 사고로 이 각박한 세상을 건너왔다는 후회가 막심했다. 당연히 환한 웃음의 표정은 내 인생에서 이제껏 배제되었다.

나는 새로운 삶을 위해서 그간 애지중지 키웠던 회사를 하나씩 정리했다. 정든 직원들과 서서히 이별을 준비했으며, 법인 청산을 담당할 극소수 인원만 남겨놓았다. 한참 잘나가는 회사를 정리하는 것을 주변 사람들은 이해하지 못했지만, 나는 새로운 꿈을 위해 결행했다. 과거 안정된 직장을 그만둘 때처럼, 그리고 잘되던 음식점을 동생에게 물려줄 때처럼 나는 뒤돌아보지 않았다.

그리고 돈보다 가치 있는 일을 찾아서 수없이 헤맸다. 그때마다 눈앞에 그야말로 크고 거창한 일들만 나타났다. 하지만 이건 내 일이 아니라고 고개를 저었다. 조급한 마음을 누그러뜨리자 마음이 편해졌다.

그렇게 시간이 흘러 어느덧 2011년 설 명절을 맞이하게 됐다. 오랜만에 가족과 친지들을 만나 정담을 나눌 좋은 기회였다. 얼마나 화기애애했던지, 5일간의 연휴 중에서 마지막 이틀은 웃음운동을 깜박 잊었다. 그래서였는지 기분이 착 가라앉았고, 왠지 모르게 가슴이 울적하고 답답했다. 연휴 다음날, 출근길에 평상시처럼 차 안에서 큰 소리로 '야~호' 하는 구호를 일곱 번 정도 외치고서 웃기 시작했다. 이틀간 하지 못한 걸 보상이라도 받으려는 듯, 온 힘을 다해 열정적으로 웃었다. 그러자 묵직하게 가슴을 짓누르던 그 무언가가 금세 사라졌다. 가슴은 이제 상쾌함으로 가득 찼다.

그 순간, 나는 무릎을 치며 외마디 소리를 질렀다. 온몸이 감전된 듯했다. 그 찰나에 나는 내 미래의 불씨를 찾은 것처럼 기뻤다.

'바로 이거다. 내가 그토록 찾았던 일! 내가 제일 잘할 수 있고 또 미치도록 좋아할 수 있는 일은 바로 이거다!' 나는 스스로의 발견을 대견해 하면서 나도 모르게 감격의 환호성을 질렀다. 내가 찾은 일은 바로 웃음과 영원히 함께하는 삶의 기쁨이었다. 이렇듯 좋은 삶을 바로 옆에 놔두고도 찾아 헤매다니, 쿡쿡 웃음이 터졌다.

'웃음이 나를 기적적으로 살렸고, 그것을 생생히 체험한 내가 아닌가. 웃음의 힘이 얼마나 강하고 대단한지 나는 이미 확실히 알고 있잖은가.' '내 경험을 수많은 사람들과 공유하면서 살 수 있다면 얼마나 즐겁고 행복할까.' 이런저런 생각을 하자, 온몸에 생기가 돌았다.

그날 오후 나는 주저 없이 웃음센터에 연락했다. 직원이 기다렸다는 듯이 전화를 받았다. 그 직원은 웃음치료사 교육과정에 대해 조목조목 설명해주었다. 새로운 삶에 부푼 나는 내일부터라도 당장, 모든 단계별 과정을 동시에 교육받고 싶다고 했다. 하지만 그런 속성 교육과정은 없다고 했다. 대신 웃음세미나 과정이 2박 3일 일정으로 곧 열

린다고 했다. 나는 그 직원의 말대로 웃음세미나 참가 신청을 하고 한
달 보름 정도를 기다려야 했다. 그 시간은 무료하기보다는 기쁜 일을
기다리는 시간과 비슷했다.

웃음세미나에 참석하다

세미나를 시작하는 날 아침, 나는 평소처럼 7시간 정도의 꿀잠에서 깨어났다. 이후 서둘러서 행사장이 있는 강화도 전등사 인근의 목적지로 향했다. 주변은 아름다운 산과 바다로 둘러싸여 있어서 한 폭의 진경산수였다. 그 풍경을 넋 놓고 바라보니 감탄사가 쏟아졌다. 대자연의 기운이 포근하게 느껴졌다. 버스에서 내린 이들의 얼굴에는 설렘이 가득했다. 나 역시 그들에게 설렘이 가득한 낯선 표정으로 보였을 것이다. 그동안 웃음세미나에 참석한다고 했지만 어떻게 진행되는지는 알지 못했다. 세미나를 앞두고 의욕과 흥분만 있었다. 게다가 앞서 세미나에 참가한 이들의 소감을 들어본 바도 없었다. 나는 2박 3일 동안 맘껏 웃다 오겠구나 하고 생각했다. 하지만 그날의 행사 참여로 내 삶은 극적으로 바뀌었다.

참가자들은 오전 10시쯤 한곳으로 모였다. 직원으로 보이는 한 사람이 어색한 분위기를 바꾸고 싶었는지 신나는 음악을 틀었다. 그의 의도대로 우리는 가벼운 율동과 박수로 하나가 되었다.

나처럼 웃음을 배우려고 참석한 이들은 어느덧 분위기에 익숙해졌

다. 곧이어 세미나 운영자의 인사말이 이어지고 조 편성이 이루어졌
다. 흩어져 있던 우리는 한 조에 10명씩 총 5개조로 편성되었고, 각 조
별로 자기소개를 하고 개인별 닉네임도 정해야 했다. 나는 생각할 것
없이 곧바로 '영맨'이라는 닉네임을 떠올렸다. 우선 내 이름과 비슷했
고, 누구나 부르고 듣기에도 수월하다고 판단했다. 또 남은 인생을 젊
고 정열적으로 살고자 하는 개인적 소망을 담고 싶었다.

행사에 참가한 이들의 성비는 여자가 남자보다 약간 많았다. 20대
초반부터 60대까지 그들의 직업은 다양했다. 행사에 참여한 이들의
동기와 목적은 모두가 달랐다. 자기계발 차원에서, 회사의 권유로, 가
족을 위해서, 행복을 위해서, 입소문을 듣고, 암이나 우울증 치료를
위해서 찾아온 이들로 사연이 제각각이었다. 생각해보니 차라리 이
렇듯 낯선 이들과 어울리는 것이 다행이구나 싶었다. 모든 것이 낯설
고 어색했지만 마음을 내려놓아야 한다고 다독였다. 이런 어색함을
받아들이자, 내 옆의 조원에게도 마음을 열어놓을 수 있었다.

낯설기만 했던 참가자들의 얼굴은 오후가 되자 점차로 익숙해졌다.
오후 2시경, 웃음전문강사가 연단에 올라왔다. 그는 강의에 앞서 동
영상을 하나 보자고 제안했다. 오늘의 주제인 '자존감 있는 삶'과 어
떤 연관성이 있을까, 은근히 기대되었다. 실내의 조명이 차례로 꺼지
자 모두가 숨을 죽였다. 곧이어 강사가 준비한 영상이 마음을 노크하
듯이 흘러나왔다. 영상에 담긴 오늘의 주제는 그야말로 굳게 닫혔던
내 마음을 열어놓기에 충분했다.

자기 자신을 존중하고 사랑할 때 비로소 남도 존중하고 사랑할 수

있으며, 다른 사람들에게 존중받고 사랑받을 수 있다는 것이 강의의 주요 내용이었다. 웃음전문강사는 우리 모두에게 다음과 같은 구호를 따라해보라고 했다. 우리는 유치원생처럼 얼굴을 활짝 펴고 큰 소리로 따라 했다. "나는 내가 좋다! 나는 내가 참~ 좋다! 나는 내가 아무 조건 없이 참~ 좋다!"

자존감과 관련한 영상은 그 이후에도 몇 편 더 상영되었다. 뭐라 설명할 수 없는 전율이 내 몸을 타고 흘렀다. 지금까지 살면서 나는 나를 사랑했던가. 나의 적나라한 모습들이 파노라마처럼 뇌리를 스쳐 갔다. 나는 그동안 자신을 존중하지 않았다. 그리고 사랑하지 않았다. 심지어 또 다른 내가 있다는 사실조차 까마득히 몰랐다. 나는 나 자신을 괴롭혔던 순간을 떠올리면서, 한 번도 본 적 없는 처량한 내 모습과 마주했다. 그동안 나는 나 자신을 괴롭힌 정도가 아니라 짓밟고 깔아뭉개 버린 상황이었다.

혈기 왕성했던 시절, 술독에 빠져 욕구를 자제하지 못했던 일들이 떠올랐다. 지금 생각해도 나 자신에게 미안한 일들이 많았다. 특히 가난한 시절에 저질렀던 일탈은 너무도 가슴이 아팠다. 사회에 대한 불만으로 아무 생각 없이 저질렀던 일들을 떠올리면 얼굴이 화끈거릴 정도로 부끄러웠다. 양심의 가책을 느끼기는커녕 한순간 카타르시스를 위해 더 만용을 부렸던 기억이 하나하나 떠올랐다.

눈앞의 이익을 뿌리치지 못해서 저질렀던 일들, 경솔한 판단으로 주위에 고통을 주었던 일들도 떠올랐다. 비록 말과 행동으로 드러내진 않았지만 마음속으로 무수히 저질렀던 잘못들이 고구마 줄기처럼 줄줄이 딸려 나왔다. 나란 사람은 어떻게 수십 년 동안 자신에게 이 같은 잘못을 서슴지 않고 저질렀을까. 또 그토록 고통스러운 만행들을 당하면서도 왜 그저 묵묵히 있었을까. 나도 모르게 참회의 눈물이 쏟아졌다. 나 자신을 향해 내 잘못을 용서해달라고 빌었다. 하지만 어떤 영문인지 내 속의 나로부터는 아무런 응답이 없었다. '나를 용서하소서, 나를 용서하소서.' 끝없이 혼잣말을 했지만 소용이 없었다.

어느 순간 '나'와 '나 자신'은 하나가 아니라 두 개의 인격체라는 것을 깨달았다. 살아오는 동안 이것을 전혀 감지하지 못한 것이 후회막급이었다. 하지만 이제라도 깨닫지 않았는가. 나는 어떤 환희의 물결이 밀려오는 것을 느꼈다. 더 늦기 전에 스스로에게 용서를 구해야 한다고 생각했다. 그러자 깊은 영혼으로부터 하염없이 눈물이 흘러나왔다.

그날 오후, 내 인생에 영향을 준 또 한 편의 감동적인 영상을 만났다. 그 동영상의 제목은 〈나는 아버지입니다〉였다. 이 영상의 감동이 지금까지 생생한 것은 어쩌면 당연한 일인지도 모른다. 그런 정도로 나는 많은 눈물을 흘렸다. 인간승리가 담긴 그 감동적인 드라마를 보는 동안 내 몸의 모든 세포가 깨어나는 것 같았다. 7분 정도의 짧은 동영상이, 마치 30분이 넘게 느껴졌다. 상식적으로 이해할 수 없는 일이 벌어진 것이다.

즐겁고 재미난 일을 하면 시간이 생각보다 빨리 지나는 것은 당연한 듯한데, 왜 이런 착각이 일어났을까. 나는 오랫동안 그 의문을 풀

사이토 다카시

도쿄대학 법학부를 졸업했고 동
대학원에서 박사학위를 받았다.
현재 유명 기업 CEO들의 멘토로
활동하며 《사이토 다카시의
시간관리혁명》, 《잡담이 능력이다》,
《세계사를 움직이는 다섯 가지 힘》,
《내가 공부하는 이유》, 《사이토
다카시의 공부의 힘》 등의 저서를
출간했다.

수 없었다. 아무리 생각해봐도 도무지 이해할 수 없었다. 그러다가 몇 년이 지난 최근에야 그 의문을 아주 명쾌하게 풀 수 있었다. 일본 메이지대학 교수이자 베스트셀러 작가인 사이토 다카시(齋藤孝)의 《사이토 다카시의 시간관리혁명》이라는 책을 보고 난 뒤였다.

"1분이라는 시간 감각과 밀도 감각에 익숙해지면 주변이 느리게 움직이는 것처럼 보이기 시작할 것이다. 야구 선수들에게 물어보면 타격 감각이 좋은 날에는 마치 날아오는 공이 멈춘 것처럼 보인다고 말한다. 실제로 날아오는 공이 멈추거나 시간이 느리게 흘러가는 것은 불가능한 일일 테니, 약간의 착각이라고 해두자. 하지만 장담컨대 충분한 시간적 여유가 생긴다는 것만은 분명한 사실이다."

그렇다. 프로야구 선수가 타격을 하기 위해 온 정신을 집중하면 엄청난 속도로 날아오는 공도 아주 느리거나 정지된 것처럼 크게 보인다고 한다. 내가 봤던 동영상도 이와 같은 상황이었을 것이다. 그런 정도로 우리들 모두는 넋을 놓고 봤다. 지금까지 한 번도 꿈틀거리지 않았던 감동의 세포들이 그날은 신세계를 맞이한 것처럼 활짝 피어났다.

실화를 다룬 그 영상의 주인공은 아버지 딕 호이트(Dick Hoyt)와 아들 릭(Rick)이었다. 릭은 태어날 때부터 뇌성마비와 경련성 전신마비를 잃었다. 탯줄이 목을 감아 뇌에 산소 공급이 중단되면서 일어난 비극이었다. 태어난 지 8개월 후, 의사는 아이의 상태가 절망적이라고 부모에게 알린다. 그러나 아버지 딕은 '식물인간'이 되어가는 아들을 포기하지 않는다. 시간이 흘러 성장한 릭은 컴퓨터를 이용해 자신의 의사를 전달한다. '아버지' '어머니' 정도의 간단한 말이었다. 그러던 어느 날, 릭은 처음으로 자신의 감정을 표현한다. 그 짤막한 문장은 'RUN…, 달리고 싶다'였다.

딕은 직장을 그만두고, 아이와 함께 달리기를 시작했다. 릭이 열다섯 살이 되던 해에 딕은 릭과 함께 8km 자선 달리기대회에 출전한다. 그들은 완주했고, 끝에서 두 번째로 골인했다. 아들은 경기 후에 아버지에게 이렇게 말했다.

"아버지, 오늘 난생처음으로 제 몸의 장애가 사라진 것 같았어요."

그후 그들은 1981년 보스턴 마라톤대회에도 출전한다. 그러나 10km 지점에 이르러 포기한다. 하지만 이듬해인 1982년에 열린 같은 대회에서 풀코스인 42.195km를 완주하는 영예를 맛본다. 이들의 최고기록은 2시간 40분 47초. 마라톤을 시작한 지 4년 뒤, 아들은 철인 3종경기라는 더 큰 꿈에 도전한다. 아버지는 수영도 할 줄 몰랐고, 6세 이후엔 자전거를 타본 적도 없었다. 그때 많은 사람들이 말했다. 그런 일은 절대 불가능하다고, 철인경기는 미친 짓이라고, 아이를 더 힘들게 할 것이라고 경고했다. 그러나 아버지는 아들을 위해 자신의 모든 것을 바쳐서 철인3종경기에 참가한다. 세계 최강의 철인들 틈에서 아버지 딕은 허리에 고무배를 묶어 바다를 건너고, 아들을 태운 자전거로 용암지대를 달리고, 아들이 탄 휠체어를 밀며 인간 한계에 도전한다. 아들이 할 수 있는 거라곤 아버지가 끌어주는 보트나 자전거에 누워 있는 것뿐이었다. 참가자 모두가 결승점을 통과하고 한참 시간이 지나서야 이들은 결승점으로 들어왔다. 사람들은 끝까지 남아서 결승점에 도달하는 이들에게 감동의 박수를 보냈다.

아들은 말했다.

"아버지가 없었다면 할 수 없었을 거예요."

이 말을 들은 아버지는 말했다.

"네가 없었다면 나는 이 일을 하지 않았을 거다."

철인3종경기는 아침 7시에 출발하여 밤 12시까지 17시간 안에 완주해야 한다. 아버지와 아들의 기록은 16시간 14분. 이들은 철인3종경기를 6회나 완주했고, 최고기록은 13시간 43분 37초였다. 아들과 아버지의 도전은 계속되어 42.195km 마라톤 완주 64회, 단축3종경기 완주 206회, 1982년부터 2005년까지 보스턴 마라톤대회 24회 연속 완주라는 기록을 갖고 있다. 그리고 마침내 달리기와 자전거로 6,000km 미국 대륙을 횡단하는 데 성공했다. 영상의 맨 마지막에 이르러, 릭은 컴퓨터로 자신의 마음을 꺼내 보인다. "내게 능력 주시는 자 안에서 내가 모든 것을 할 수 있느니라." 릭은 1993년 보스턴대학 특수교육 분야 컴퓨터 전공으로 학위를 받았다. 그는 컴퓨터를 통해 말한다.

"할 수 있다."

"아버지는 나의 꿈을 실현시켜주었다."

"아버지는 내 날개 아래를 받쳐주는 바람이다."

아버지의 나이 69세, 아들의 나이는 48세. 두 사람은 더 큰 도전을 위해 오늘도 힘껏 달린다.

나는 형언할 수 없는 기쁨에 빠져들었다. 이렇듯 감동적인 영상까지 보게 될 줄은 생각지도 못 했다. 몸의 모든 세포가 나를 깨우는 느낌이었다. 웃음세미나가 진행되는 동안 나는 울다가 웃기를 반복했다. 행사에 참가한 사람들 중 나는 유독 많이 웃고 울었다.

나를 처음부터 유심히 살핀 강사는 오늘의 체험을 발표해보라고 했다. 하지만 나는 마음이 내키지 않았다. 전혀 예상치 못한 일들이 오늘 하루 동안 연속해서 벌어졌기에 나는 나 자신에게 먼저 용서를 구하는 심정으로 침묵했다. 나는 인생이 끝나기 전에 '나' 자신을 찾

나르키소스(Narcissus)

나르키소스라는 말은 '잠(sleep)' 또는 '무감각(numbness)'을 의미하는 나르케(narke)에서 유래했다.

파우사니아스의 《그리스 이야기》에 따르면, 아메이니아스라는 청년이 나르키소스를 사랑했지만 나르키소스는 그를 매정하게 대했다. 한번은 나르키소스가 아메이니아스에게 칼을 선물했는데, 아메이니아스는 나르키소스의 집 앞에서 그 칼로 자살하면서 나르키소스가 짝사랑의 고통을 알게 되길 율법의 신 네메시스에게 빌었다. 뒷날 나르키소스는 연못에 비친 자신의 모습을 사랑하게 됐는데, 입맞춤을 하려다가 그것이 자신임을 알아차린다. 이후 그는 슬픔에 빠져 자살을 한다. 그가 죽은 자리에서 꽃이 피어났는데, 그 꽃을 수선화(나르키소스)라고 불렀다. 자기애(自己愛) 또는 자기도취증으로 번역되는 나르시시즘은 여기서 유래했다.

은 것을 천만다행으로 생각했다. 이런 특별한 감정을 다른 사람들에게 모두 설명할 수는 없었다. 나는 무대에 오르는 일을 정중히 사양했다. 그리고 나를 배려해준 이들에게 고맙다고 인사했다.

세미나 첫날 행사는 저녁 10시경에 모두 마무리되었다. 각 방마다 4명씩 배정된 것을 나중에야 알았다. 우리는 낮에 할 수 없었던 얘기를 핑계로 낯선 잠자리의 불편을 잊으려고 했다. 그것도 잠시, 새벽 1시쯤 되자 한두 명씩 눈꺼풀이 스르르 감겼다. 어제까지만 하더라도 하루 7시간 푹 자는 것으로도 부족해서 욕심을 부렸던 나였다. 웃음 운동법을 어느 정도 터득한 후로는 주변의 상황에 개의치 않고 잠을

깨달음

일반적으로 '깨달음'이라고 하면 주체와 객체 간의 관계성이 매우 중요하다. '나를 깨닫는다'와 '사물을 깨닫는다'는 명확히 다르나 결국 하나로 귀결된다. 나라는 주체가 사물이라는 객체를 보고 알게 된다는 것은 그 깨달음이 주관보다는 객관에 치중하여 사(事)와 물(物)에 대한 이치나 원리를 대상으로 삼아 사리에 통달하는 것을 말한다.

그러나 주체가 깨달음의 대상이 된다면 주체에 담겨 있는 이치를 자기의 심적 상태에서 풀어낸 경지라고 할 수 있는데 이것이 바로 불교적 의미의 깨달음이다. 깨달음이라고 하는 것은 자기라는 주체가 선정된 후 '나'와 '깨달음'이라는 논의가 반드시 이루어져야 한다.

깨달음이라는 것은 어느 상황 속에서 일어나기도 하며 또 성찰을 통해서 얻어질 수도 있다. 그러므로 강렬하든 그렇지 않든 간에 경험에서 진전될 수밖에 없는 구조를 갖고 있다. 따라서 깨달음은 매우 개인적이고 주관적이고 내면적이어서 구체적으로 드러나지 않는 속성이 있으며, 그 추상성이나 난해도가 매우 높다. 일상적으로 '깨달음'을 알기에는 쉽지 않다.

잘 자는 편이었다. 헌데 어쩐 일인지 잠이 오지 않았다. 의식만 점점 또렷해졌다. 반면 옆의 룸메이트들은 일찌감치 깊은 잠에 빠진 듯싶었다.

오늘 하루의 일들이 하나씩 떠올랐다. 그때부터 또다시 나 자신에게 절박하고 간절한 마음으로 용서해달라고 애원했다. 하지만 내 속으로부터는 아무런 응답이 없었다. '너무나 오랜 세월 동안 나 자신을 무참히 짓밟아버려서 나 자신은 나를 도저히 용서할 수 없나 보다'라고 생각했다.

나 또한 나 자신으로부터 용서를 받지 않고는 더 이상 살아갈 힘이

우주의 진리란 시간과 공간을 초월하는 것이어서 우리의 인위적인 지식과 경험으로는 절대 저울질할 수 없고 파악될 수 없다. 곧 우리의 마음은 본래 우주의 진심과 상통하는 것이어서 우리들의 천박한 의견과 그릇된 경험은 도리어 때때로 그것을 가로막고 있기 때문이다.

내적 경험과 체험은 이를 직접 겪은 체험자의 의식 내부에 온전히 존재한다. 그리고 경험은 매우 주관적인 것이다. 그러므로 경험 내용은 서로 공유할 수 있는 것이 아니라, '경험함' 그 자체에 의미가 있는 것이다. 게다가 일반적이지 않은 신비로운 체험을 통한 깨달음의 경지에 이르는 것은 감각이나 이성으로는 알 수 없는 긍정적이고도 무감각적인 통일, 즉 절대적인 진리에 대한 이해가 선행되어야 한다. 그리고 그들 모두가 체험 속에 포함되어야 우리의 감각 지각적 의식을 초월할 수 있게 되는 것이다.

내적 경험과 같은 신비로운 체험은 일체의 관념이나 문자로써 설명하기 어렵다. 그렇다고 단지 일체의 부정이나 초월만을 의미하지는 않는다. 서양의 인식론적 철학들도 점차 '지식'의 문제로부터 '깨달음'의 문제로 전환하고 있다. 따라서 깨달음은 어떠한 개념도 실체적 자성을 지니고 있지 않기 때문에 통찰로써 그 본원적 완전성을 지닌다(안원태, 〈觀·味·悟를 통한 수묵조형연구〉).

없을 것 같았다. 퇴로가 없는 절박한 마음이었다. 또렷한 의식 속에서 서너 시간이 훌쩍 지났다. 차가운 새벽공기가 방 안을 기웃기웃하던 그 순간, 아! 하고 탄성을 지를 만큼 나는 어떤 깨달음의 메시지를 들었다.

나 자신은 나를 미워하거나 원망하지 않았다. 그저 안타까운 모습으로 나를 바라만 보고 있었다. '내일은 오늘보다 나아지겠지' 하는 간절한 소망과 기도하는 마음으로 마냥 지켜만 볼 뿐이었다. 이런 깨달음 속에서 나는 다시 감사와 회한의 눈물을 흘렸다. 날이 밝아오는 새벽까지 소리 죽여 울면서 나는 세미나의 첫날 밤을 하얗게 지새웠다.

참회가 나를 다시 태어나게 했다

깨달음이 있은 이후 마음이 평온해지고 얼굴이 밝아졌다. 한숨도 못 잤지만 정말 거짓말처럼 몸이 가벼웠다. 식욕도 평소처럼 왕성했다. 누군가가 정성스럽게 준비한 음식을 하나도 남기지 않고 맛있게 먹었다. 포만감이 기분을 좋아지게 했다.

행사 둘째 날도 웃고 울고 또 웃는 일의 연속이었다. 갑작스런 자아 발견 이후, 내 마음은 자그마한 감동에도 거대한 파도처럼 출렁거렸다. 오랫동안 온갖 폭압에 시달리면서도 나를 끝까지 지켜준 나 자신에게 감사하며 울고 또 웃지 않을 수 없었다. 세상 모든 것이 감동이었고 감사의 대상이었다. 이번 세미나에 참여하지 않았다면 나는 평생 나 자신을 발견하지 못했을 것이라고 생각했다.

나는 정신적으로 다시 태어났음을 느꼈으며, 행사에 참가한 모든 분들 앞에서도 이 소중한 경험을 발표할 수 있겠다는 자신감이 생겼다. 그리고 그런 기회는 내게 더없이 소중했다.

그날 나는 웃음세미나 기간에 찾은 기쁨을 모든 참가자 앞에서 고백했다. 그리고 "나는 다시 태어났다고" 용기를 내어 선언하듯 말했다.

빅토르 위고는 《레미제라블》에서 미리엘 신부를 통해 무엇을 말하고 싶어 했을까? 미리엘 신부를 통해 장발장은 회개했고, 결국 커다란 사랑을 온몸으로 행하는 성자가 된다. 위고가 바란 것도 이런 것이 아니었을까. 그 자신이 성자가 되기보다는 문학을 통해 다른 사람들이 깨달음을 얻고 신을 향해 나아가는 삶을 바란 게 아니었을까. 장발장이 미리엘 신부의 은총으로 참회하고 새로운 영혼을 얻게 된 것처럼 나 또한 그날 새로운 영혼을 얻었다.

이 세상에 다시 태어났다는 환희는 엄청났다. 하지만 이보다 더 놀라운 일이 나를 향해 성큼성큼 다가오고 있다는 사실을 그때는 까마득히 모르고 있었다.

웃음세미나 둘째 날 저녁이었다. 행사는 늦은 밤 11시쯤 끝났다. 모든 프로그램이 그야말로 알토란처럼 유익했다. 참가자들은 어제오늘 펼쳐진 강행군의 일정을 모두 소화해냈다.

나는 첫날 잠이 부족해서 몸이 피곤할 법도 한데 이상하게도 몸이 가볍고 피곤하지 않았다. 이상하다. 오늘만큼은 꼭 숙면하리라 마음먹었다. 그래서 숙소 근처 구멍가게에서 맥주 두 캔과 새우깡 한 봉지를 남몰래 준비했다. 술을 한잔하고 곧바로 잠의 나락으로 떨어지고 싶었다. 맥주는 술이 아니라, 그저 내 숙면을 도와주는 그 무엇이라고 생각했다. 하지만 세미나 참가자 규정상 음주는 절대 금지였다. 그래서 나는 술을 차에 감춰놓고 웬만하면 그냥 잠에 들자고 나 자신을 타일렀다. 새벽 1시가 지나서, 나는 의식적으로 잠을 자야 한다고 생각했다. 그런데 전날처럼 정신이 점점 더 또렷해지는 것이었다. 이상한 것은 몸과 마음이 상쾌하면서 전혀 피로감이 느껴지지 않는다는 점이었다. '어찌된 영문이지?' 나는 비상수단을 동원해서라도 자야 했다.

차 안에서 맥주 한 캔을 단숨에 들이켰다. 평소 주량을 감안하면

렘수면과 논렘수면

깊은 잠인 논렘(NREM, Non-Rapid Eye Movement)과 옅은 잠인 렘(REM, Rapid Eye Movement)으로 구분되며, 정상 성인의 수면은 90~120분 간격으로 논렘과 렘 주기를 4~6회 반복한다.

논렘수면은 4단계로 나뉘는데, 1단계는 가벼운 정도의 수면으로 70~80% 정도를 차지하고, 단계가 진행됨에 따라 수면이 깊어지고 깨우려면 더 큰 자극이 필요하다. 2단계는 더 깊은 이완 단계로, 닫힌 눈꺼풀을 통해 약한 안구의 움직임이 보이고 쉽게 깰 수 있다. 3단계는 깊은 잠의 초기로, 깨어나기 어렵고 체온과 심장박동이 감소되며 근육이 이완된다. 논렘의 4단계는 깊은 잠을 자는 단계이며 이완 상태로, 모든 신체기능이 감소한다. 깨어나려면 상당한 자극이 필요하고 이 단계에서 수면이 불충분하면 기분의 극적인 변화가 나타나는 정동장애(affective disorder)가 나타날 수 있다.

렘수면은 잠들고 약 80~100분 후에 나타나는데 전체 수면의 20~30%를 차지하며 주기적인 눈의 빠른 움직임과 근육의 긴장이 풀어지는 것이 특징이다. 이 시기의 80%에서 꿈이 나타나며 마치 각성 시의 뇌파와 비슷하기 때문에 렘수면을 활성수면이라고도 한다.

알맞은 수면은 삶의 균형을 잡아준다. 잠을 자는 동안 몸의 에너지 소비를 최소화시켜주고 오감을 통해 들어온 수많은 기억들이 잘 정리될 수 있도록 도와준다. 이와 반대로 잠을 잘 못 자면 우울해지거나 화를 잘 내는 등 정신적 기능이 약해진다. 사람이 연속해서 120시간 정도 못 자면 환각, 피해망상, 방향감각 상실, 정신착란 등의 정신병적 징후가 나타난다.

이 정도로도 충분히 잠을 청할 수 있었다. 예상대로라면 나는 이미 깊은 잠에 빠졌어야 했다. 하지만 예상은 빗나갔다. 의식이 여전히 맑았다. 어느덧 새벽 3시가 넘어갔고, 이러다간 큰일이다 싶어서 나머지 맥주 한 캔을 벌컥벌컥 들이켰다. 그러자 곧바로 취기가 오르더니 정신이 흐릿해졌다. 확실히 술의 효과가 있었다. 깊은 숙면 상태가 얼마나 지속됐을까. 나는 깊이를 모르는 어둠 속에서 어느 순간 눈을 떴다. 시계를 보니 대략 한 시간 정도 잔 듯싶었다. 의식은 또다시 또렷해졌다. 그러고는 더 이상 잠이 오지 않았다. 하지만 나는 그저 조금이라도 잠을 청했다는 데 감사할 뿐이었다. 이상한 것은 여전히 몸과 마음이 날아갈 듯이 가볍다는 점이었다.

'이상하다. 왜 몸이 피곤하지 않은 걸까.'

자아 발견의 감동이
사흘째 이어지다

내 삶의 큰 변곡점이 되어준 웃음세미나를 마치고 집으로 돌아왔다. 그날 내가 제일 먼저 한 일은 아내와 아이들을 와락 껴안은 것이었다. 집을 비운 것은 고작 2박 3일이었지만, 어느새 나는 가족을 그리워하고 있었다. 가족의 품이 이렇듯 정겹다니… 나는 재회의 순간을 감사하게 생각했다. 식구들은 세미나 기간에 내게 일어난 이야기를 듣고는 호기심 어린 눈빛을 반짝였다. 특히 아토피로 고생이 많았던 아이가 큰 관심을 보였다. 하늘의 보살핌 덕분인지, 아이의 증상은 그 즈음 많이 좋아졌다.

집으로 돌아온 그날은 좀 이른 밤 10시에 잠자리에 누웠다. 웃음세미나에 참석하기 전만 해도 평소 7시간의 수면으로도 잠이 부족하여 좀 더 자고 싶은 마음이 들곤 했다. 그런데 어찌된 일인지 세미나 참석 이후로는 잠이 쉽게 오지 않았다. 어제와 그제처럼 정신이 또렷하고 도통 잠이 오질 않았다. 참으로 이상했다. 근심 걱정으로 잠을 못 잔 것이 결코 아니었다.

나는 그날 밤에 이 모든 것이 생각이 이렇게 좁혀지자, 나는 애써 잠을 자야 한다는 생각에서 조금 물러섰다. 그 대신 집 근처의 호수공원을 가벼운 마음으로 걸었다. 한 걸음 한 걸음 지난 시간을 거슬러 올라간다는 느낌으로 걷다 보니 발길이 어느덧 집 앞에 이르렀다. 따뜻한 물을 한 모금 마시고 다시 새벽 2시경에 잠자리에 누웠다. 그러고는 깜박 잠에 빠졌다가 지난밤처럼 어둠 속에서 눈을 떴다. 대략 1시간 30분 정도를 잔 듯싶었다. 평소 수면과는 완전히 다른 잠의 패턴이었다. 이런 정도의 수면이라면 하루 종일 하품을 하고 몸이 지쳐서 쓰러지지 않을까 싶었다. 그런데 며칠째 힘이 들지 않았다. 오히려 펄펄 날 정도로 몸이 가벼웠다. 이상하다? 나는 변화된 몸의 상태를 느끼고 있었다. 불과 며칠 사이에 벌어진 일이었다. 하지만 이런 변화가 왜 일어났는지에 대해서는 아는 바가 전혀 없었다.

어쨌든 내 몸과 정신에 이상한 변화가 온 건 분명히 느낄 수 있었다. 하지만 나쁜 느낌은 없었다. 식욕은 예전처럼 여전히 왕성했고, 하루 한 번 재어보는 체중계 눈금은 65~66kg 사이를 간질이듯이 오갔다. 하루 1시간 30분 정도만 잠을 자고 깬 날이 며칠째 지속되었다.

자아 발견이 있은 후 6일째 되던 날이었다. 아무래도 걱정이 되어 그날은 출근하자마자 인근 병원을 찾아갔다. 도대체 무슨 일인지, 의학적으로 알아야 할 것 같았다.

마웠다. 내 이야기를 다 들은 후 그가 미소를 지었다. 나는 지난 며칠간의 변화로 내 몸이 나빠진 게 아님을 그의 미소로 이해했다. 아무런 이상이 없었지만 혹시나 하는 마음에 난생처음으로 수면제 처방을 받았다.

그날 저녁에 나는 평소대로 11시경에 잠자리에 들면서 수면제를 한 알 먹었다. 잠시 후 정신이 몽롱해지더니 곧바로 잠에 빠졌다. 얼마나 잤을까, 다시 눈을 뜨고 시계를 보니 새벽 2시를 갓 넘긴 시간이었다. 3시간 정도를 정신을 잃은 것처럼 잠에 빠져든 것이다. 약기운 때문인지 머리가 약간 무겁고 멍했다. 뭔가 찜찜한 느낌도 들었다. 그러다 시간이 얼마나 지났을까, 몸이 다시 날 듯이 가벼워졌고 기분이 어제처럼 상쾌했다. 도대체 이게 뭐지? 나는 내 몸의 변화에 너무도 당황스러웠다.

이튿날 저녁에도 나는 수면제를 먹었다. 그러고는 3시간 후 자연스럽게 눈을 떴다. 수면제의 도움은 그다지 크지 않았다. 굳이 약을 먹을 이유가 없었다. 잠의 양은 줄었지만 몸이 전혀 불편하지 않았다. 오히려 몸은 가볍고 마음은 모든 사물에 열려 있는 상태였다. 설명할 수는 없지만 마음이 환해지면서 출렁이는 것을 나는 즐겼다.

어느덧 나는 2시간의 수면만으로도 하루가 거뜬했다. 평소와 같이 새벽에 일어나 뒷산을 올랐다. 야트막한 등성이지만 길가에 수많은 생명이 자라고 있었다. 크고 작은 꽃송이를 외면하고 살았던 시간이 아쉽기만 했다. 좀 더 일찍 내 속의 자아를 만났더라면 하는 아쉬움과 후회를, 나는 어느 산길에 던져버렸다.

그런 어느 날 아침에 기적이 일어났다. 1시간 정도 산행을 마치고 집으로 돌아왔을 때였다. 여전히 몸 상태와 기분이 최고였다. 나는 매일 하던 대로 따뜻한 물을 욕조에 받았다. 그사이 면도를 하려고 비눗물을 얼굴에 문지르고 거울을 본 순간, 나는 소스라치게 놀랐다. 어제 저녁 마지막으로 인사했던 얼굴이 아니었다. 내 얼굴은 살이 도톰하다 못해 한 움큼 잡힐 정도로 비대했었다. 그런데 그때의 내 얼굴은 달랐다. 손가락으로 더듬어본 살의 느낌이 움푹 팬 비누 조각 같았다. 심장이 멎을 것처럼 충격적이었다.

갑자기 엄청난 공포와 두려움이 엄습했다. 나는 허겁지겁 속옷만 간신히 입고 거실로 뛰쳐나왔다. 세미나 기간에 엔도르핀이니 다이놀핀이니 하는 말을 얼핏 들었는데, 이런 신비물질이 언제 생성되는지, 어떤 증상으로 나타나는지 궁금했다. 컴퓨터에 이 낯선 용어들을 입력하는 동안 손가락이 떨려서 여러 번 수정해야 했다. 곧이어 나는 다이놀핀이라는 용어에 관한 여러 정보성 글을 읽으면서, 직감적으로 신비물질이 내 몸에서 나타났다는 것을 알아차렸다.

나는 서둘러서 몸무게를 살폈다. 57kg이었다. 어제는 분명 65~66kg 사이를 가리키고 있었다. 나는 충격에 빠졌다. 지난 10여 일 동안 도대체 무슨 일이 있었던 걸까. 비록 수면 패턴에는 변화가 있었지만, 식욕에는 아무런 문제도 없었다. 갑자기 줄어든 몸무게에 대해 뭐라고 설명할 수 있을까. 그동안 내 체중은 고르지 않았던가. 격한 운동을 해도 63kg 이하로 내려가는 일은 없었다. 내 인생에서 60kg 아래로 내려가는 일은 절대로 없을 거라고 장담하지 않았던가. 그런데 하루아침에 57kg이라니….

나는 몸이 날씬해졌다는 기쁨보다 뭔가 잘못된 건 아닌가 싶어서 불안했다. 그것도 잠시, 나는 마음을 가라앉히고 다이놀핀 관련 정보를 꼼꼼하게 살폈다. 그리고 신비물질인 이것들이 인체에서 어떻게 생성되는지, 신비물질의 메커니즘을 과학적으로, 의학적으로 이해하기 시작했다.

다이놀핀의 신비함을 이해하다

그동안 우리 뇌에서는 강력한 진통 효과를 일으키는 다양한 마약성 호르몬들이 발견되었다. 우리가 흔히 알고 있는 엔도르핀, 도파민 등과 같은 마약성 호르몬들은 대략 20가지 정도로 분류된다. 그중에 다이놀핀(dynorphin)이라는 호르몬의 발견은 많은 이들에게 화제가 되었다. 엔도르핀이 암을 치료하고 통증을 치유하는 효과가 있다면, 다이놀핀의 효과는 엔도르핀의 무려 4,000배 정도라고 했다. 그야말로 귀가 솔깃한 이야기다.

나는 이렇듯 소중한 물질이 어떻게 분비되는지 궁금했다. 엔도르핀은 기쁠 때나 운동할 때, 웃을 때 분비되는 물질이라면, 다이놀핀은 아름다운 음악을 들었을 때, 아름다운 풍경에 압도당했을 때, 새로운 진리를 깨달았을 때, 진정한 사랑에 빠졌을 때 나오는 감동으로 생성된다고 했다. 이제껏 전혀 반응이 없던 호르몬 유전자를 움직여서 엔도르핀, 도파민, 세로토닌이라는 호르몬의 생산과정을 이끈다고 한다. 그러면서 다이놀핀이 분비되는 것으로 알려졌다.

나는 대략적으로 다이놀핀이란 것을 알게 되면서 한편으로는 답답한 부분이 있었다. 다이놀핀의 체험 사례가 없다는 점이었다. 생각해 보니 나 역시 나의 개인적 체험을 기록하지 않았다.

나는 잠시 눈을 감았다. 웃음세미나를 통해서 찾은 자아와 그날 이후에 벌어진 모든 체험이 파노라마처럼 펼쳐졌다. 나를 웃게 하고 또 울게 했던 순간들, 참회와 용서, 감동과 환희, 감사와 침묵, 수년간 몸부림치며 죽음의 문턱 앞에서 살아온 이로서 경험한 감동의 영상들, 깨어난 영혼의 무게만큼 빠진 8kg의 몸 상태를 어떻게 설명할 수 있단 말인가. 나는 내가 매일매일 기적을 체험하는 사람이라고 생각 했다.

생각해보니, 몸무게가 확 줄어들기 전에 일어난 사건이 하나 있었 다. 나는 평소 팔굽혀펴기를 자주 했다. 간단하면서도 상체근육을 단 련할 수 있는 좋은 운동이었다. 두 주먹을 쥐고 27회 정도는 가뿐히 했다. 주먹을 지면에 대고 가슴이 바닥에 닿지 않도록 팔을 구부렸다

도파민(dopamine)

영국 웰컴연구소 조지 바거와 제임스 이웬스에 의해 1910년에 알려졌다.

도파민은 카테콜아민 계열의 유기화합물로, 다양한 동물들의 중추신경계에서 발견되는 호르몬이며 신경전달물질이다. 뇌신경 세포들 간에 어떠한 신호를 전달하기 위해 분비되는 신경전달물질 중의 하나로, 뇌에서 신경전달물질 다섯 가지로 알려진 도파민 수용체 D1, D2, D3, D4, D5 그리고 그들의 변종을 활성화 한다.

도파민은 흑질(substantia nigra)과 척추 피개부를 포함한 뇌의 여러 영역에서 생산된다.

가 펴는 단순한 동작이었다. 하나에 내려가고 둘에 올라오는 구령을
누가 붙여준다면 보다 율동적으로 할 수 있었다. 그런데 체중에 큰 변
화가 생기기 전에 나는 이 동작을 조금 바꿔보았다. 특별한 이유는
없었다. 왠지 모를 호기심과 자신감이 동시에 발동했던 것 같다.

그날은 주먹을 쥐고 양팔을 최대로 굽혔다. 그리고 팔을 펴면서, 양
쪽 주먹이 20cm 넘게 공중으로 솟구쳤다. 순간, 몸의 상반신이 깃털
처럼 가볍게 떠올랐다가 가라앉았다. 나 스스로도 신기했다. 구령 하
나에 몸이 가볍게 가라앉고, 구령 둘에 깃털처럼 날아오르는 동작이
아름답게 완성되었다.

수십 년간 이 운동을 했지만, 이렇듯 변형된 동작을 시도한 것은 처
음이었다. 호기심으로 덤볐지만 이렇듯 쉽게 성공할 줄은 몰랐다. 아
마도 공중으로 치솟은 주먹이 쿵 하고 바닥으로 떨어질 때 엄청난 통

모노아민 신경전달물질의 하나이다. 생화학적으로 트립토판에서 유도되는
세로토닌은 주로 인간을 포함한 동물의 위장관, 혈소판, 중추신경계에서 볼 수 있다.
세로토닌은 행복을 느끼는 데에 관여한다.

세로토닌은 말벌 독과 버섯 독을 비롯한 많은 독액의 구성 성분이다. 세로토닌은
강력한 혈관 수축 및 신경전달물질로 작용한다. 뇌의 특정 부위에서 분비되며, 이
물질의 농도 변화는 우울증 같은 정신상태와 관련이 있는 것으로 밝혀졌다.

과도한 세로토닌은 두통과 조울증을 유발한다. 생리학적 관점에서 보면 조울증은
대뇌에서 생성되는 아민류의 조절에 문제가 있는 것이다. 신경안정제로 사용되는 몇
가지 약물은 신경 말단에 있는 과립형 저장소로부터 세로토닌을 유리시키는 반면,
환각을 유발시키는 LSD는 세로토닌의 작용을 억제하는 약물이다.

증이 있었을 것이다. 그런데 난 그것을 전혀 느끼지 못했다. 그때는 이런 체험을 대수롭지 않게 생각했다. 그저 '내 몸이 날듯이 가벼워졌네, 몸 컨디션이 최고야' 하는 정도였다. 그런데 1년이 지나서 다시 시도해보니, 그것이 얼마나 힘든 일이었는지 뒤늦게 깨달았다. 혹시나

세계보건기구(WHO)가 추천하는 '연령대별 운동(Global recommendations on physical activity for health)'은 나이를 기준으로 5~17세, 18~64세, 그리고 65세 이상, 세 그룹으로 나누어 각각의 그룹에 알맞은 운동량을 권한다.

5~17세 연령대는 매일 60분 이상 운동해야 한다. 어린이나 청소년들은 가족과 학교, 기타 공동체 속에서 놀이나 시합, 운동경기, 체육 수업 등을 하거나 집안일을 도우면서 몸을 움직이는 게 좋다. 운동은 아이들의 심폐기능을 향상시키고 뼈와 근육을 강화시킨다. 심장혈관과 신진대사를 활발하게 하는 효과도 있다. 되도록이면 주 3회의 격렬한 운동을 권장한다.

18~64세 연령대는 일주일에 300분 이상 유산소운동을 하면 큰 효과가 있다고 말한다. 이 연령대는 여가시간을 이용한 운동, 걷기나 자전거처럼 이동하면서 할 수 있는 운동, 직장일, 집안일, 게임, 스포츠 등을 권한다. 매일 꾸준히 운동하면 아이들과 마찬가지로 심폐기능이 향상되고 뼈와 근육이 강화된다. 또 비전염성 질병과 우울증을 줄일 수 있다고 강조한다. 또한 일주일에 적어도 150분 이상 중간 정도의 강도로 유산소운동을 하라고 권한다. 아니면 75분 이상 격렬한 강도로 유산소운동을 하며, 두 가지 강도를 반씩 섞어서 하도록 권한다. 한편 유산소 운동은 한번 시작하면 멈추지 말고 10분 이상 지속하라고 권한다. 근육강화운동은 일주일에 이틀 혹은 그 이상 할 것을 권장한다.

65세 이상 연령대는 균형감각, 근육 강화 운동을 별도로 해야 한다고 말한다. 65세 이상 노인은 64세 이하 성인처럼 여가시간과 이동시간을 활용한 운동이나 집안일, 게임과 스포츠 등을 매일 하는 것이 좋다고 한다. 이 연령대는 운동을 통해 심폐능력, 근육, 뼈 등의 건강기능을 강화시킬 수 있다. 또한 비전염성 질병, 우울증, 인지력 하락도 방지한다고 말한다.

해서 전문 헬스트레이너들에게 내가 실행한 그날의 팔굽혀펴기를 권해봤다. 20대 몸짱인 그들은 처음에는 자신만만해 했다. 하지만 곧이어 진짜로 이런 방식으로 성공했냐고 의아해 했다. 헬스트레이너들은 모두가 단 1회도 성공할 수가 없는 불가능한 운동이라고 했다.

나는 가끔 팔굽혀펴기를 하면서 그때를 생각한다. 어떻게 해서 그런 동작을 20회가 넘게 했을까? 어떻게 그 일이 기적처럼 가능했는지, 지금도 궁금하다.

다이놀핀 생성요인
두 가지를 경험하다

그 뒤로 나는, 다이놀핀 같은 물질들이 생성되어 기적을 일으켰다면 그 요인이 무엇인지 찾아내고 싶었다. 이에 대한 답을 구할 수만 있다면 얼마나 좋을까. 그 실체를 하나씩 밝히는 과정을 기록으로 남기고 싶었다. 나는 다이놀핀의 동기 유발 네 가지 중 두 가지 정도를 먼저 쉽게 찾아냈다.

그 첫째 요인은 진리의 깨달음에 대한 감동이 아닐까 싶었다. 웃음세미나 기간 중에 나는 지금껏 꿈에도 상상하지 못했던 나 자신을 문득 깨달았다. 그동안 나 자신에게 저질렀던 수많은 잘못을 참회하고 용서를 구한 일은 크기를 잴 수 없는 깨달음이었다.

또 다른 생성요인은 세미나 때 보았던 여러 편의 감동적인 영상이라고 생각했다. 가슴 깊은 곳으로부터 뜨거운 눈물이 솟아나고, 그 기쁨으로 계속 웃고 울면서, 마침내 내 영혼이 진동하고 전율하면서 폭발하지 않았나 싶다. 이렇듯 자아 발견의 깨달음(진리의 깨달음)과 감동적 영혼의 전율이 초자연적 기적을 만들어냈다는 생각이 들었다.

갑자기 변해버린 나에게 사람들은 근심어린 표정으로 말을 걸어왔다.

"어디 아프세요? 갑자기 너무 변해서 못 알아보겠네요. 무슨 일 있으세요?"

그들의 걱정대로 내 얼굴은 환자로 보일 수도 있겠다 싶었다. 기름기가 없는 모습에 볼살이 빠진 모습은 나조차 상상할 수 없는 모습이었다. 그때마다 나는 손사래를 쳤다. 내 몸은 날아갈 듯 상쾌하고 아주 좋다고 얘기했다. 가까운 지인들에게는 그간 내가 경험했던 기적 같은 일들을 솔직히 이야기해줬다. 그들은 무척 놀라워했다. 깜짝 놀란 표정으로 어떻게 그런 일이 가능한지 되물었다.

그로부터 약 6개월 정도 지나자 내 얼굴은 윤기를 되찾았다. 체중은 원래 체중에서 8kg 정도 빠진 56~57kg이었고 컨디션도 최고였다. 이 같은 일들을 경험하면서 내 머릿속에는 한 가지 의문이 남았다. 도대체 그 8kg은 어디로 사라진 것일까? 아무리 생각해도 불가사의한 일이었다. 나는 내 몸의 일부였던 기름덩어리가 증발한 사건을 어떻게 이해해야 할지 몰랐다. 다만, 다이놀핀 같은 신비물질이 생성되어 한순간에 녹아버리지 않았을까 하는 막연한 추론을 했다.

우리 집안엔 유독 암으로 고생한 분이 많았다. 내 아버지뿐 아니라 외할머니와 큰고모가 위암으로 돌아가셨고, 다른 친척 어른들도 각종 암으로 돌아가셨다. 웃음을 모르고 살았던 과거의 나는 심각한 고도비만이었다. 그래서 가족력에 대한 불안이 더 컸다. 담당의사는

비만의 합병증으로 지방간 같은 성인병이 늘어나는 상황을 우려했
다. 그런데 8kg이 순식간에 빠지면서 내 몸 구석구석에 숨어 있던 노
폐물이 사라지고, 심지어 나도 모르게 싹을 틔운 암 덩어리까지 말끔
히 녹아 없어지는 것을 직감했다. 이런 느낌은 근래 가볍고 상쾌한 마
음으로도 충분히 미뤄 짐작할 수 있었다.

65kg 나가던 체중에서 10퍼센트가 넘는 8kg을 순간 녹일 수 있는
신비물질이라면, 인간에게 고통을 주는 그 어떤 심신의 질병이라도
온전히 회복시킬 수 있을 것이라는 확신이 들었다. 그러자 주체할 수
없는 어떤 감정이 북받쳐 올라왔다.

삶의 이유를 찾다

그동안 나는 내 삶을 방심(放心)했다. 맹자에 따르면, 나는 그동안 내가 누구인지 모르는 상태로 살아온 것이다. 이제라도 내 존재를 의식하고 내 삶의 이유를 찾아야 할 것 같았다. 그래서 나는 그해 봄부터 웃음치료사 교육과정에 몰입하기로 했다. 이 모든 결정의 추동력은 웃음을 통해서 찾은 천리이고 운명이었다.

이 세미나에서 내가 배운 웃음의 요령이나 기법은 그동안 내가 해 왔던 방식과 큰 차이는 없었다. 다만, 웃음치료사로서 많은 이들을 이끄는 데 필요한 내적 숙련이 필요했다. 그 능력을 연마하기 위해 나는 최선을 다했다. 웃음으로 누군가를 즐겁게 하고 또 변화시킬 수 있다면 나는 곧 삶의 안내자가 되는 것이라고 자부했다. 내가 이수한 교육과정의 하나하나는 삶의 이정표처럼 나를 이끌었다.

생각해보니 나는 그동안 사람들 앞에서 내 생각을 논리정연하게 펼친 적이 없었다. 회사 업무로 일을 지시하는 것과 내가 사유한 내용을 누군가에게 말하는 것은 다른 차원이다. 상황이 이러하다 보니 교육 중에 사람들 앞에 서는 일이 종종 있어도, 나는 그 순간이 무척 낯

설고 당황스러웠다. 어쩌다 말을 해야 하는 상황이 생기면 가슴이 콩
닥콩닥 뛰고 횡설수설 엉뚱한 말을 했다. 내뱉은 말의 끝을 잘 마무
리해야 하는데, 시작한 말의 꼬리를 잃어버리는 경우가 허다했다. 하
지만 나는 삶의 이유를 찾은 사람으로서 최선을 다해 교감하고자 노
력했다. 당장은 여러 사람들 앞에서 웃음을 주제로 강의하기는 힘들
더라도, 언젠가는 외딴 양로원이나 조그마한 복지관 등을 찾아다니
며 '웃음봉사'도 할 수 있겠지, 하면서 하루하루 웃음치료사로서 부
족한 부분을 채워나갔다.

웃음치료사들은 대체로 웃음으로 자신이 먼저 건강해진다고 믿었

현자의 마음

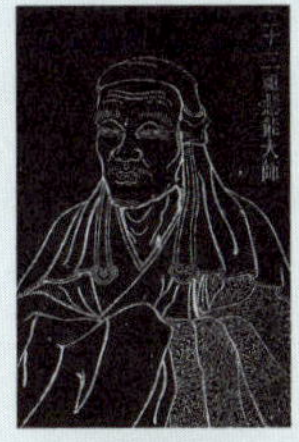

바람으로 깃발이 펄럭거렸다. 이를 두고 두 승려가 논쟁을 벌였다. 한 승려는 깃발이 펄럭인다고 주장했고, 다른 승려는 바람이 펄럭인다고 말했다. 둘의 논쟁이 해결되지 않자 육조 혜능이 말했다. "바람이 펄럭이는 것도 아니고 깃발이 펄럭이는 것도 아니다. 너희들의 마음이 펄럭이고 있을 뿐이다." 두 승려는 이 말에 깜짝 놀랐다(육조 혜능, 《무문관(無門關)》).

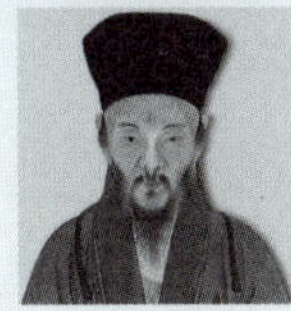

한 제자가 바위틈에서 자라는 꽃을 가리키며 물었다. "세상에는 마음 바깥에 사물이 없습니다. 그런데 가령 저 꽃은 깊은 산속에서 저절로 피어나 저절로 지곤 하니 그것이 내 마음과 무슨 상관이 있습니까?" 그러자 선생이 말했다. "그대가 저 꽃을 보기 전에 저 꽃은 그대의 마음과 함께 고요한 상태에 있었다. 하지만 그대가 저 꽃을 본 순간, 저 꽃의 모습은 일시에 분명해진 것이네. 이로부터 저 꽃이 그대의 마음 바깥에 있지 않다는 것을 알 수 있네"(왕수인, 《전습록(傳習錄)》).

다. 뿐만 아니라 웃음이 세상을 바꿀 수 있다는 비전과 가치를 확신했다. 게다가 유명 강사가 된다면 경제적으로도 큰 도움이 되므로 매력적인 직업이라고 말했다. 나는 이렇듯 자기 일에 긍정적인 분들의 강의를 듣고 함께 현장 경험을 익혔다. 그중에서도 암을 웃음으로 이겨낸 사례를 직접 목격하면서 깜짝 놀랐다. 또 그분들과 수시로 만나 웃음의 신비와 의학적·과학적 정보를 교환했다. 병원에서마저 포기한 암을 웃음운동으로 물리친 이야기는 그 자체로 인간승리이고 감동이었다. 웃음의 효과를 앞서 경험한 사람으로 그의 쾌유를 진심으로 축하했다.

나는 이런 구체적인 사례를 접하면서 웃음의 효능을 더욱더 확신하게 되었다. 이제 웃음은 내 삶에서 바꿀 수 없는 신념이 되었다. 나의 모든 생각은 웃음으로 모아졌다. 어떻게 하면 더 잘 웃을 수 있을까. 그동안 내가 경험한 울음과 웃음, 감동은 다이놀핀 호르몬과 같은 신비물질을 분비해서, 암을 비롯해 어떤 질병이라 할지라도 한순간에 녹여버릴 것이라고 확신했다. 이때부터 내 삶을 좀 더 구체적으로 설계하기 시작했다. 가령 행복과 거리가 먼 일들은 줄이거나 빼고, 웃음과 건강, 행복을 예비하는 일들을 우선순위로 했다. 인생은 이렇듯 어떤 계기를 만나면 새 판을 짤 필요가 있다고 생각했다.

그 무렵 나는 나 자신을 냉정하게 살폈다. 여러모로 부족한 내가 누구 앞에 선다는 것은 현실적으로 어렵게 느껴졌다. 또 사회적으로 유명해지거나 명예를 얻고자 하는 욕심도 없었다. 더더구나 유명인이 되어 두둑한 강의료를 받는 일에는 전혀 관심이 없었다. 나의 관심사

는 오로지 가치 있고 의미 있는 삶을 실천하는 것이었다. 내 생애 마
지막 날에 나에게 '너는 정말 멋진 인생이었다'라고 속삭이듯 말해줄
수 있다면, 그것으로 족했다.

차 안에서 큰 소리로 웃는 일을 멈추었다

나는 웃음연구자로서 할 일을 다 하겠지만, 웃음전문강사나 유명인을 꿈꾸지는 않았다. 대신 웃음이 인간에게 어떤 영향을 주는지에 대한 궁금증은 꼭 풀어보자고 마음먹었다. 특히 웃음과 건강의 연관성을 밝혀내고 싶었다. 웃음전문강사의 길을 포기하자, 마음이 한결 편안해졌다. 그것만으로도 나는 여유로웠다.

나는 의사나 과학자가 아니기에 어떤 객관적 데이터를 제시할 수는 없었다. 웃음연구자로서 애초부터 한계를 안고 있었다. 하지만 그것도 감수해야 한다고 생각했다.

웃음치료사 자격증을 취득한 이후에도 나는 웃음운동을 꾸준히 했다. 출퇴근길에 하는 차 안에서의 웃음운동은 이제 일상이 되었다. 그런 어느 날이었다. 찌는 듯한 무더위가 며칠째 이어졌다. '어떻게 하면 이 여름도 잘 보낼 수 있을까.' 지구온난화로 한층 더워진 날씨는 웃음운동을 하는 나뿐만 아니라 모두에게 불쾌감을 줬다. 나처럼 웃음에 빠진 사람들은 이 무더운 날에 어떻게 웃을까, 좋은 해결방법이 없을까, 궁리를 거듭했다. 어떤 어려움이 있더라도 새로운 웃음법을 찾아내고 싶었다. 하지만 묘안이 쉽게 떠오르지 않았다.

　동네 뒷산에 올라 맘껏 소리쳐 웃는 방법이 떠올랐지만, 그것 또한 현실적으로 어려운 일이었다. 웬 미친 사람이 조용한 이곳까지 와서 웃어대냐고 핀잔을 들을 게 뻔했다. 또 주변 사람들로부터 날아오는 따가운 눈총과 폭언도 견디기 힘들 것이다. 한두 번 기분 좋게 큰 소리로 웃는 거야 이해하겠지만, 10분 이상 계속해서 큰 소리로 웃어대는 것은 눈살 찌푸리게 하는 행위였다. 정당한 이유 없이 그저 내 몸에 좋다고 마구 웃어대는 행위는 누가 봐도 이상하게 보일 것이다. 설령 그것이 웃음이라 할지라도 대다수는 염치없는 행동으로 이해할 것이다. 평소 내 삶의 원칙은 '남에게 피해를 주지 말자'였다. 그러니 뒷산에 올라 '하하하' 하고 마구 웃어댈 수도 없는 노릇이었다. 그래서 나는 시원한 기운이 감도는 새벽녘과 늦은 밤에 살며시 차로 가서 그 안에서 큰 소리로 웃었다. 이처럼 그 무렵의 웃음운동은 오직 차 안에서만 할 수 있었다. 열대야가 펼쳐지는 날이면 온몸이 땀으로 범벅이 된 상태였다. 그런 날은 마치 땀으로 목욕을 한 듯했다. '웃는 일이 이토록 어려운 것일까.' 나는 그해 무더운 어느 날, 조용한 차 안에서 웃음운동을 멈추고 웃음의 환경에 대해 깊이 생각해봤다.

'영혼의 웃음법'을 극적으로 발견하다

웃음을 향한 끝없는 노력 끝에 나는 '영혼의 웃음법'을 극적으로 발견했다. 그날도 평소와 다름없이 마을 뒷산을 가볍게 산책하는 중이었다. 머릿속은 온통 '어떻게 하면 무더위를 이기고 맘껏 웃을까' 하는 생각으로 꽉 차 있었다. 누가 옆에서 큰 소리로 불러도 모를 정도였다. 무성한 숲의 나뭇가지 사이를 한 쌍의 까치가 휙 스치는 순간, 아주 오래전 기억이 불쑥 튀어나왔다. 수십 년 전 초등학생이었을 때, 우연히 TV를 보면서 웃다 진짜로 죽을 수도 있겠구나 하는 생각이 들 정도로 배꼽을 잡은 기억이었다. 동시에 그동안은 미처 생각하지 못했던 아이디어가 떠올랐다.

'바로 그거야! 숨넘어가도록 웃었을 때, 웃음소리가 거의 나지 않았던 그 마지막 절정!'

나는 소리를 최대한 내지 않고도 웃을 수 있는지 곧바로 실험해봤다. 인적이 뜸한 숲 속 가장자리로 이동하여 소리 내지 않는 웃음을 어설프게 시도해봤다. 처음에는 어색하고 익숙하지 않아서 그랬는지 웃음이 잘 나오지 않았다. 하지만 몇 번을 더 시도해보니, 점점 소리 없는 웃음이 가능해졌다. 게다가 '허~허~허' 웃는 시간과 호흡이 조금씩 길어졌다. 큰 소리로 웃을 때처럼 가슴이 뻥 뚫려서 날아갈 듯 상쾌했다. 차 안에서 큰 소리로 웃을 때와 효과 면에서 전혀 차이가 없었다. 오히려 큰 소리로 웃다 보면 목이 아픈데, 소리 없는 웃음운동은 그런 불편함이 해소되었다. 또 소리를 내지 않으니 체력 소모도 적었다. 당연히 웃음 때문에 지치지도 않았다.

'아, 이제 맘껏 웃을 수 있게 됐구나' 하는 마음이 들자, 울컥했다. "궁즉변 변즉통 통즉구(窮則變 變則通 通則久)", "궁하면 변하고, 변하면 통하고, 통하면 오래간다"라더니, 이런 경우로구나. 나는 간절함 끝에 얻은 이 웃음운동법이야말로 누구나 영원히 함께할 수 있는 방법이라고 생각했다.

소리를 거의 내지 않는 이 웃음법이 새로운 이정표가 될 거라고 나는 확신했다. 나아가 웃음의 혁명이라고 생각했다. 보통 웃음 하면 소리 내어 웃는 것을 곧바로 연상한다. 하지만 이 웃음은 웃음의 역발상에 기초한다. 나는 수십 년 전의 기억에서 새로운 웃음법을 발견한 것이 신기했다. 웃음치료사 교육과정 중에 '최불암 웃음법'이라 하여 큰 소리를 내지 않고 '푸~하' 하고 웃은 적이 있었다. 하지만 '영혼의 웃음법'은 그것과는 근본적으로 차원이 달랐다.

세상 사람들 모두의 염원인 건강을 위한 단초가 이렇듯 작은 발견에서 이뤄지다니, 웃음은 이제 내게 새로운 운명을 암시했다. 소리를 내지 않는 웃음법을 터득한 나는 그것을 수없이 반복 실험했다. 그리고 그 놀라운 효과에 스스로가 흥분하고 감격했다. 그동안은 밀폐된 차에서 웃을 수밖에 없었는데 이제는 그럴 필요가 없었다. 다른 대안이 없어서 묵묵히 참아야 했던 시간이 떠올랐다. 오랫동안 큰 소리로 웃는 과정에서 겪은 고초와 불편은 이루 말할 수 없을 정도였다. 그런데 앞으로는 그럴 필요가 없었다. 생각해보니 이 모두가 어떤 경우에도 남에게 피해를 줘서는 안 된다는 신념이 이렇듯 좋은 결과를 가져다준 것 같았다.

소리 내어 웃는 웃음법은 온 힘을 다해 열정적으로 웃어야 했다. 그래야 외부의 공기가 자연스럽게 폐로 흡입된다. 문제는, 좋지 않은 환경적 요인으로 오염된 공기가 흡입되는 경우였다. 그런 경우는 웃음의 효과보다는 부작용이 염려되었다. 웃음을 처음 시작할 무렵, 나는 주변 환경에 전혀 개의치 않았다. 아무것도 몰랐을 때였다. 특히 밀폐된 차 안에서 큰 소리로 웃는 일을 매일매일 실천했다. 그때는 오직 살기 위한 몸부림으로 힘껏 온몸으로 웃었다. 배기가스가 뿜어져 나오는 도로 위에서, 또 온갖 미생물이 배출되는 차량 에어컨을 틀어놓은 채로 웃었다. 그 결과 종양(결절)을 얻어서 수술까지 받았다. 나는 소리를 내지 않고 웃는 웃음법을 터득하면서 이와 같은 심각한 문제들에서 벗어날 수 있어서 너무나 행복했다. 또 이렇듯 좋은 방법을 누군가와 나눌 수 있어서 가슴이 뿌듯했다.

이제 나는 답답한 차 안보다는 마을 뒷산에서 웃는 시간을 늘렸다. 공기 좋은 숲 속에서 웃는 것이 효과가 훨씬 좋았다. 예전처럼 헤벌쭉 웃는 표정을 다른 사람들에게 보여줄 필요도 없었다. 서로가 민망해하는 웃음소리를 크게 낼 필요도 없었다. 그저 통풍이 잘되는 모자를 깊이 눌러 쓰든지, 가능하다면 얼굴이 보이지 않도록 '선캡'을 착용하면 됐다. 이런 정도라면 나의 웃음운동 준비는 거의 완벽에 가까웠다. 이제는 새로운 웃음법에 따라 웃음소리도 거의 나지 않았고 웃는 표정도 남들이 전혀 눈치 챌 수 없었다. 그야말로 영혼의 웃음법은 웃음운동으로서 안성맞춤이었다.

이런 방법으로 나는 울창한 숲의 오솔길을 걸으며 몇 시간씩 웃을 수 있었다. 자연의 향긋함 속에서 원없이 웃고 또 웃었다. 굼벵이처럼 아주 느릿느릿 걸으며 오로지 웃음에만 집중할 수 있었다. 그 기분은 지상에서 천국으로 향하는 최고의 기쁨이었다. 또 이런 웃음법은 주변 사람들에게 어떤 피해도 주지 않았다. 나는 이 점이 정말 좋았다.

날숨의 전율이 만드는 '무아경지'

　하루는 천진난만한 열 살 개구쟁이 시절이 떠올랐다. 순수한 웃음을 잃지 않았던 시절이라 그랬는지 그 시간이 그립고 또 애틋했다. 그러다 문득 그 시절에 숨넘어갈 정도로 배꼽 잡았던 그날을 구체적으로 떠올려봤다. 그리고 다시 한 번 그날처럼 웃고 싶어서, 주저하지 않고 웃었다. 웃을 때 입 밖으로 내쉬는 숨(날숨)은 뿜어냈으나, 들이마시는 숨(들숨)은 참을 수 있는 데까지 참아보았다. 그때의 웃음은 말하자면 공기를 들이마시지 않고 길게 웃는 웃음이었는데, 이를 직접 실행해본 것이다. 물론 웃음소리는 거의 들리지 않았다.

　나는 오줌이 찔끔 나올 정도로 숨을 오래 뿜아내고 계속해서 웃었다. 대략 1분 정도 시간이 경과하자, 도저히 더 이상은 참을 수 없어 웃음을 멈췄다. 처음이라 그랬는지, 눈앞이 도화지처럼 하얘졌다. 웃음이 멈춤과 동시에 쓰러질 듯한 고통이 파도처럼 밀려왔다. "푸우 푸우." 깊은 숨을 몰아쉬었다. 마치 백 미터 달리기에서 결승점에 도달한 느낌과 비슷했다. 이 정도 '폭풍흡입'이라면 굉장한 운동 효과를 볼 것 같았다. 고통과 함께 거친 숨이 폐 깊은 곳으로부터 저절로 뿜어져 나왔다. 10여 차례의 거친 호흡이 거의 끝나갈 때쯤 머리가 핑 돌았다. 그때 자연스런 웃음이 참을 수 없을 정도로 마구 터져나왔다. 자연스럽게 터진 이 웃음은 내게 최고의 쾌감과 환희를 주었다. 실제로 나는 커다란 쾌감을 주는 무언가가 안개처럼 머릿속에서 퍼지는 희미한 전율을 느꼈다. 그 쾌감이 머리에서 온몸으로 살포시 번지는 듯했다. 도대체 이런 느낌은 뭔가. 뇌에서 벌어지는 일들의 신비를 나는 가슴 뭉클해 하며 느끼고 있었다.

오랜 세월을 살기 위해 웃었지만, 이런 경험은 처음이었다. 약 1분간의 웃음운동이 이끌어낸 고통. 그리고 10여 회에 걸친 거친 숨. 그 뒤 머리가 핑 돌면서 만들어낸 쾌감은 그야말로 엄청났다. 희미한 안개의 분무 현상과 같은, 전율의 희열 속에서 자연스럽게 터진 웃음은 이제껏 느끼지 못한 신묘한 현상이었다. (잠시 이 대목에서 나는 독자에게 당부하고 싶다. 이와 같은 웃음법을 아직은 흉내 내거나 따라 하지 마시길. 이 책의 후반부에 있는 '영혼의 웃음법'을 자세히 읽고 따라 하시길 권한다.)

이런 개인적 체험은 사실 웃음치료사 교육과정에서도 느끼지 못한 것이었다. 심지어 내로라하는 최고의 웃음전문가들한테서도 이 같은 신비체험은 들어본 적이 없었다. 또한 웃음과 관련된 국내외 수많은 책들을 살펴봤지만, 그 어디에도 이와 같은 이야기는 없었다.

나는 이것이 우연한 일인지 궁금했다. 그래서 전과 똑같은 방식으로 재차 시도해보았다. 이번에도 거의 소리를 내지 않으면서 웃었다. 약 50초 이상 호흡을 참은 웃음이었다. 나는 오로지 날숨으로만 웃음운동이 가능하다는 것을 다시금 확인했다. 들숨은 최대한 버틸 수 있는 데까지 참아냈다. 두 다리가 풀썩 주저앉을 것처럼 힘들었고, 오줌이 찔끔 나올 정도였다.

하지만 참을 수 있을 때까지 웃음을 계속 이어나갔다. 웃음이 끝남과 동시에 거의 숨이 끊어질 정도의 고통이 밀려왔다. 엄청난 고통과 함께 거친 숨이 무려 열다섯 번 이상 터져 나왔다. "푸우 푸우" 거친 숨이 거의 끝나갈 무렵, 이번에는 아랫배 깊숙한 곳으로부터 웃음이 터졌다. 이번에는 지난번보다도 더 힘찬 느낌이었다. 멈출 것 같지 않은 웃음이었다. 나이아가라 폭포처럼 엄청난 포말을 쏟아내는 웃음이었다. 자연스럽게 터진 웃음의 전율은 약 2~3분 가까이 이어졌다. 너무도 신기하고 오묘한 현상이라서 나는 이런 웃음을 그 뒤로도 수없이 반복했다. 심지어 밥 먹는 것도 잊은 채 산속에서 7시간 이상 지속한 적도 있다.

나는 무엇보다 웃는 일에 모든 신경을 집중해야 했기 때문에 숲의 오솔길을 비틀거리며 굼벵이처럼 느릿느릿 걸었다. 내 옆을 지나가는 이들이 혹여나 나의 이런 행색을 보노라면 아마도 이상야릇한 생각이 들었을 것이다. 앞서 얘기했듯이 모자와 선캡을 착용했기 때문에 더더욱 남을 의식할 필요는 없었다. 나는 남에게 피해를 주지 않게 하는 방법을 터득한 뒤로는 오직 웃음운동에만 집중할 수 있었다. 그러고 보니 영혼의 웃음법 발견 이후로는 숲 속에서 오매불망 웃음에만 취해 있었다. 한번 웃음운동을 시작하면 무려 7시간 이상 쉬지 않고 웃는 날이 많았다.

이렇듯 오래 웃다 보면 마음이 어느덧 무아의 경지에 도달했다. 의식은 너무나 또렷한데 자연스럽게 터져 나오는 웃음을 10분 이상 도저히 스스로 통제할 수 없는 현상을 나는 무아의 경지라고 생각한다. 무아의 경지 속에서 저 깊은 심장 속 영혼마저 웃음을 참지 못하고 함께 웃게 되며, 더불어 자연스런 웃음이 폭포수처럼 끊임없이 터져 나오는 황홀경에 빠져든다. 이때 몸과 마음속에 스며들었던 암과 같은 대부분의 질병이 치유되는 기적이 일어난다. 이처럼 각고의 노력 끝에 발견한 이 웃음법을 나는 '영혼의 웃음법'이라 명명했다.

숲 속은 웃음운동의 지상낙원

나는 울창한 숲은 그야말로 웃음의 천국이라고 생각했다. 흙, 나무, 풀, 다람쥐, 새, 곤충과 어울릴 수 있는 숲 속에서는 누구에게도 방해받지 않고 맘껏 웃을 수 있었다. 누구에게도 피해를 주지 않는다는 점에서도 숲은 웃음의 낙원이었다. 자연과 함께 어울려 웃다 보면 숲의 오묘한 기운이 내게로 다가오는 걸 느낄 수 있었다. 그 향기로움을 나는 온몸으로 받아들였다. 특히 숲 속에서 뿜어져 나오는 맑은 공기와 웃음의 결합은 상상을 초월할 정도로 효과가 컸다.

머지 않아 나는 차 안에서 웃었던 오랜 시간을 잊어버리게 되었다.

숲의 이로움

숲은 산림휴양, 대기정화, 수자원보호, 온도조절, 보건휴양, 야생동물보호 등 인간에게 많은 도움을 준다. 그중에서도 숲에서 내뿜는 피톤치드로 인하여 인간과 가까운 삶의 공간으로 인식되고 있다. 이밖에도 숲은 무정형의 혜택을 준다. 이를테면 숲의 고요함, 자연적인 경관, 일상에서의 탈출감, 색채, 이 모든 것이 숲을 찾는 이의 마음을 치료하며, 숲의 기상, 흐르는 물, 새소리 등은 사람의 감각기관을 자극해준다.

이런 환경의 변화는 나에게 그야말로 감격과 환희 그 자체였다. 숲을 거닐면서 나는 또 다른 영감을 받았다. 그러면서 생각했다. 이 기적의 웃음법을 발견한 것은 어떤 의미에서 숲이 나에게 준 영감이라고.

나는 영혼의 웃음법이 보다 일반화될 수 있도록 수많은 체험을 다각도로 시도했다. 그러면서 기적과 같은 현상의 메커니즘을 찾아냈다. 앞서 말했듯이, 나는 과학자도 의사도 아니므로 수많은 실험자료에 근거해서 내 개인적으로 체험한 신비를 논문과 같은 형태로 증명할 수는 없을 것이다. 이런 학술적 과제는 오랫동안 연구에 매진한 학자들의 몫일 것이다. 다만, 나는 지난 오랜 세월 동안 겪었던 생생한 경험들을 고백할 뿐이다. 그리고 그 고백은 살고자 몸부림쳤던 한 사람의 절규에 가까운 실제 체험들이다. 진실이 아니라면 말할 수 없는 깊은 고백이다.

그런 점에서 나는 소중한 개인적 체험을 누군가와 진실하게 나누고자 애쓰는 사람이다. 살기 위해 몸부림치는 과정에서 터득한 경험들이 누군가에게 도움이 되어서 그의 고통이 치유될 수 있다면 하는 간절함이 내게 있었다. 그런 의미에서 나는 '웃음운동의 실천가'라고 말할 수 있을 것이다.

모든 이에게 도움이 되는 웃음법

신이 존재한다면, 왜 나에게 웃음의 비밀을 알려줬는지를 묻고 싶었다. 지구촌 수십억 인구 중에서 왜 나를 선택했는지 궁금했다. 나보다 총명한 이들이 얼마나 많은가. 이 기적의 비밀을 발견한 이가 왜 나인지, 나는 답을 찾을 수 없었다. 다만, 그 이유를 짐작할 뿐이었다. 나는 그동안 웃음에 빠져 미친 듯이 살았다. 웃음의 효과를 직접 체험하면서부터는 웃음만이 살길이라고 믿었다. 그리고 웃음의 효과를 끝까지 믿고 그 과정에서 직면했던 어려움을 스스로 극복하지 않았던가. 이 눈물겨운 과정을 신(대자연)께서 내려다보셨다면, 아마도 그 모습이 너무 안타까워서 이런 선물을 내게 주지 않았을까 생각했다.

평소 나는 삼라만상 대자연은 신의 또 다른 모습일 거라고 생각했다. 대자연만이 우리의 상처를 어루만져주고 치유해줄 수 있다고 어렴풋이 생각했다. 이런 생각은 내가 지금껏 살아오면서 자연스럽게 형성된 관념이다. 이런 믿음 속에서 나는 웃음의 비밀을 발견한 것이 신기했다. 웃음으로 신비물질들이 생성되는 메커니즘을 찾아낸 것은 내가 봐도 획기적인 발견이었다. 그리고 이런 발견은 나뿐만 아니라

동시대를 살아가는 수많은 사람들에게 도움이 될 것이라고 확신했
다.

　하지만 이런 기쁨도 잠시였다. 나는 내가 처한 상황을 감지한 후부
터 어떤 무력감에 휩싸였다. 나 혼자서야 평생 행복하게 살 수 있겠지
만, 그것만으로는 뭔가 아닌 듯싶었다. 신(대자연)이 준 선물이 나만
을 위한 것이 아님을 문득 깨달은 것이다. 이 웃음의 발견은 우리들
모두의 삶을 변화시키라는 대의적 소명으로, 그저 내가 떠맡았을 뿐
이다. 피눈물 나도록 열심히 웃음을 찾아다닌 이에게 신(대자연)께서
주신 선물은 맞지만, 그 선물을 나 혼자만 독점하라고 준 것은 결코
아닐 것이다. 질병으로 심신의 고통을 겪는 이 세상 모든 이에게 널리
알려, 이 기적의 웃음을 체험하도록 하라는, 어떤 무언의 메시지가 나
를 깨웠다. 이러한 깨달음에 이르자, 나는 이제부터 내가 해야 할 일
들이 무엇인지 알 수 있었다.

$$\cdot\ \cdot\ \cdot\ \cdot\ \cdot$$

웃음 관련 책을 탐독하다

그 뒤로 나는 웃음과 관련된 국내외의 모든 저작을 탐독하기 시작했다. 웃음과 관련된 것이라면 출처가 어디든 상관없이 찾아내서 읽었다. 그중에는 가볍게 손에 잡은 대중교양서도 있었고, 깊은 지식을 필요로 하는 의학전문서도 있었다. 이 책들을 탐독하는 사이, 나는 차츰 웃음에 대한 여러 기초지식과 정보를 갖추게 되었다. 그러면서 나는 이전의 나와는 완전히 다른 세계에 다다른 느낌이었다.

이런 변화의 시간을 체험하는 것은 너무도 당연했다. 내가 발견한 이 신비의 웃음이 도대체 무엇인가를 알기 위해서라도 겸손하게 그들의 지적 사유를 경험해야 했다. 이런 자세로 나는 먼저 국내의 유명 웃음 관련 서적들을 읽었다. 그중에서도 나는 한국웃음연구소 이요셉 소장의 《웃음으로 기적을 만든 사람들》과 현재 서울대학교병원에서 근무하는 이임

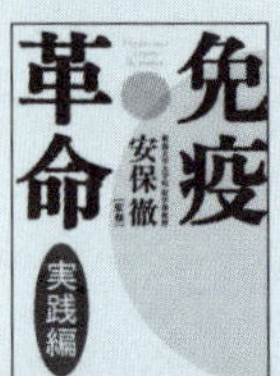

《면역혁명》

암과 같은 질병은 왜 걸리고, 현대의학은 왜 그것을 치료하지 못하는가. 그 열쇠를 쥐고 있는 것은 신체 면역시스템이다. 면역은 자신의 몸을 고칠 수 있는 자연치유능력이다. 아보 도오루 박사는 이 책을 통해서 우리 몸의 자연치유력에 대해서 과학적으로 설명하고, 나아가 면역력의 중요성을 임상의 예를 들어 알기 쉽게 말하고 있다.

선 선생의 저서《웃음, 나를 치유하는 힘》을 통해, 평소에 웃음과 관련해서 궁금했던 점들을 이해할 수 있었다. 더불어 나는 막연하게나마 내가 발견한 이 기적의 웃음법이 여러 사람들에게, 특히 고통받는 이들에게 아주 긍정적인 영향을 줄 수 있겠구나 하는 자신감을 얻었다. 내가 나름대로 웃음운동의 실천가로서 활동할 수 있도록 동기 부여를 해준 책들이었다.

그밖에도 세계적인 유전학자이며 일본 쓰쿠바대학 명예교수인 무라카미 가즈오(村上和雄) 박사의《웃는다! 유전자》라는 책을 통해 깊은 감명을 받았다. 웃음이 인간의 건강에 미치는 긍정적인 효과들에 대해 내가 많은 것을 알 수 있었던 것은 무라카미 가즈오 박사의 책 덕분이었다.

무라카미 가즈오 박사는 1983년 인류역사상 처음으로 고혈압 발병 효소인 '레닌'의 유전자 해독에 성공한 이후 유전자 연구 분야의 권위자로 세계의 주목을 받았다. 그는 종종 노벨상 후보로도 추천되고 있어, 우리에게도 낯설지 않은 과학자다. 특히 가즈오 박사는 웃음이 암을 비롯한 대부분의 질병을 치유할 수 있다는 생각을 갖고 있었다. 그는 유전학 분야의 과학자로서 자신의 생각과 확신을 객관적으로 증명하기 위해 수많은 실험을 했다. 예를 들면 고혈압과 당뇨병이 웃음으로 치유되는 과정을 과학적으로 규명하기 위해 환자들과 희극 배우들이 참여하는 실험을 했다. 나는 그의 여러 저작을 통해 그의 웃음연구에 대한 열정과 고매한 인품에 큰 감동을 받았다.

무라카미 가즈오

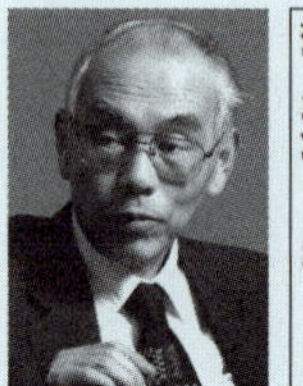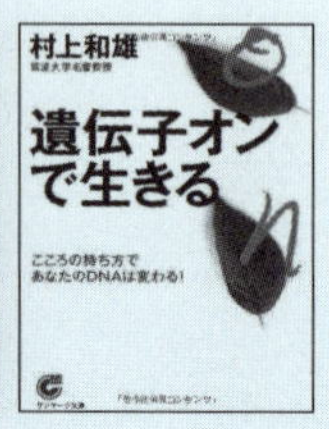

1936년 일본 나라 현 출생으로, 교토대학 농학연구과 농예화학 박사과정을 수료했고, 미국 오리건 의과대학 연구원으로 활동했다. 교토대학 농예학부 조교수, 미국 밴더빌트의과대학 조교수, 쓰쿠바대학 응용생물학계 교수를 역임했다. 1996년 일본학사원상을 수상했으며, 현재 쓰쿠바대학 명예교수이자 국제과학진흥재단 바이오연구소 소장이다. 저서로는 《생명의 암호》, 《생명의 암호 2》, 《인생의 암호》, 《스위치 온》, 《잠자는 유전자를 깨워라》, 《세상은 하나의 생명에서 시작되었다》 등 다수가 있다.

그는 저서 《성공하는 DNA, 실패하는 DNA》에서, 어떤 유전자를 활성화시키느냐에 따라서 그 사람의 운명이 결정된다고 주장했다. 그리고 긍정적인 DNA의 활성화는 누구나 가능하다고 말한다. 그는 '꿈을 이뤄주는 DNA의 정체'를 밝히면서, 90세에도 열성적으로 일하는 이의 잠재력을 주목했다. 또한 우리 모두에게 성공 DNA가 있다고 말하며, 웃기만 잘 해도 성공할 수 있다고 한다. 또 긍정적인 삶의 자세가 얼마나 중요한지 강조한다. 한편 '성공 DNA를 활성화시키는 방법'으로는 위기를 부정이 아닌 긍정으로 생각하라고 조언한다. 오늘 당장 실천할 수 있는 이타적인 삶을 살아보는 것도 좋은 방법이라고 권한다. 목표 없이 되는 일은 단 하나도 없으니, 삶의 목표를 설정하고 자신의 에너지를 집중하라고 당부한다.

노먼 커즌스

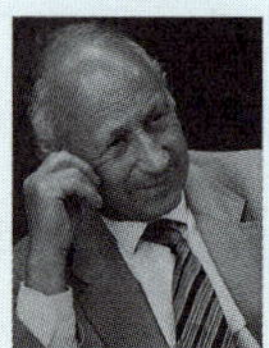

1912년 미국 뉴저지에서 태어났다. 컬럼비아대학을 졸업한 뒤 《뉴욕 이브닝포스트》 기자로 활동했으며, 《새터데이 리뷰》에서 편집장 및 발행인을 역임했다. 또한 캘리포니아대학 의학부 대뇌연구소 교수로서 의료 저널리즘을 강의했다. 1945년에는 일본 히로시마 원폭 피해에 충격을 받고 원자폭탄 비판운동을 전개하면서 평화운동가로도 활동했다. 1963년 케네디 대통령 특사 자격으로 구소련의 흐루쇼프 서기장과 회담을 했고, 1965년에는 세계연방주의자협회 회장으로 선출되었다. 주요 저서로는 《어느 편집자의 오디세이》, 《생명예찬》, 《인간의 선택》 등이 있다.

나는 웃음을 학문적으로 연구하는 이들에게 깊은 존경심을 갖고 있다. 그리고 그들의 열정적인 삶에서도 큰 감동을 받았다. 나는 당장이라도 무라카미 가즈오 박사에게 달려가고 싶었다. "내가 찾아낸 웃음의 비밀이 바로 이겁니다"라고 말하면서, 당신이 원하면 내가 그동안에 경험한 모든 것을 이야기해주고 싶었다.

그 이후로도 나는 '웃음의 아버지'로 불리는 노먼 커즌스(Norman Cousins)의 저서 《웃음의 치유력》과 세계적 환경운동가인 후나세 슌스케(船瀬俊介)의 저서 《항암제로 살해당하다》 제2편 '웃음의 면역학'에서도 웃음과 관련한 전문지식을 습득했다. 이 같은 명저들은 진실로 내게 큰 힘이 됐다. 이렇듯 다양한 저서들을 통해 나는 내가 발견해낸 '영혼의 웃음법'에 더욱 확신을 갖게 됐다. 특히 스탠퍼드대와 예일대 등 세계적인 연구기관에서 발표한 웃음의 효과 등을 접하면서 큰 용기를 가졌다.

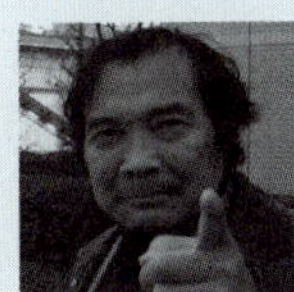

후나세 슌스케

와세다대학 제1문학부 사회학과를 졸업했다. 재학 시에는 미일(美日)학생회의 일본 대표로 미국을 방문하여 랠프 네이더(Ralph Nader)가 이끄는 조직 및 미국소비자연맹(CU)과 교류를 시작했으며, 졸업 후에는 일본소비자연맹의 출판, 편집 활동에 참여하는 한편, 환경문제와 의료·식품·건축 등의 문제를 중심으로 평론, 집필, 강연 활동을 했다. 저서로는 《항암제로 살해당하다》, 《新면역혁명》, 《암은 낫는다, 암은 고칠 수 있다》 등이 있다.

나무와 풀과 흙의 의미를
새롭게 깨우치다

그동안 나는 어떤 욕심도 내지 않았다. 오직 스스로 터득한 웃음법을 실천했을 뿐이다. 그야말로 웃음에 푹 빠져 살았다. 웃을 때마다 느껴지는 신비로움과 미묘한 변화에 대해 웃음 실천연구자로서 나를 세심히 관찰했다. 기적의 웃음법을 터득한 이후 수개월 동안은 마을 뒷산에서 살다시피 했다. 너무도 큰 웃음법을 발견했다는 벅찬 감동이 밀려왔다. 그사이 울창한 숲과 자연에 대해 이제껏 몰랐던 여러 가지 새로운 사실을 배웠다. 특히 자연의 위대함과 경외감, 신비로움 등을 직접 느꼈다.

그전에도 서울 근교의 산을 오르며 자연과 가깝게 지내온 편이었다. 그래서 자연의 고마움과 위대함을 대충이나마 알고 있었다. 하지만 산에서 기적 같은 웃음법을 터득한 이후, 자연을 바라보는 내 마음이 완전히 바뀌었다. 한 그루의 나무도 예전의 나무로 보이지 않았다. 한 포기의 풀도 그냥 풀이 아니었다. 나무와 풀을 감싸주는 흙이 그냥 흙으로 보이지 않았다. 대지와 함께 어울리는 생물들, 자연으로 회귀하는 퇴적물이 예사롭게 보이지 않았다. 나는 숲과 어울리는 하나하나의 생명체에서 뿜어져 나오는 신비한 에너지를 확연히 느끼고 있었다.

　웃음은 필연적으로 복식호흡이 수반되는 운동이다. 숨이 끊어질 정도로 길게 웃고 나면, 풀썩 주저앉고 싶을 만큼 심한 고통이 밀려온다. 그래서 거친 숨을 10여 차례 이상 몰아쉬게 된다. 거친 숨을 쉰다는 것은 다름 아닌 복식호흡이 자연스럽게 이루어짐을 의미한다. 복식호흡과 함께 머리가 핑 돌면서 기적의 호르몬과 같은 신비물질이 뇌 속에서 안개처럼 분비된다. 그런데 그 시점에서 웃음운동을 하는 곳이 어디냐에 따라 그 효과가 엄청난 차이가 난다. 내 개인적 체험에 따르면, 자연의 에너지가 충만한 숲에서 웃었을 때, 그 효과가 엄청났다.

　나는 아픈 몸과 정신을 치유하기 위해서는 이처럼 자연의 에너지가 절대적으로 필요함을 깨달았다. 새벽이슬을 머금은 대지가 뿜어내는 향긋함은 다름 아닌 신비한 에너지의 또 다른 모습이었다. 한편 이슬비가 가볍게 내릴 때나, 비 갠 숲 속의 오솔길을 걷다 보면 느낄 수 있는 풋풋함 역시 소중한 숲의 에너지임을 알 수가 있었다.

　나는 자연의 에너지와 함께 영혼의 웃음법을 접목시킨다면, 보다 효과적으로 수많은 질병들을 치유할 수 있겠다는 생각이 들었다. 이런 생각을 내 개인적 체험을 통해서 더욱 확신하게 되었다.

　나는 아주 오래전에 웃음의 효과를 직접 체험하고 살기 위해 웃음에 매달렸다. 당시엔 어쩔 수 없이 밀폐된 차 안에서 웃음운동을 해야 하는 처지였다. 그런 악조건 속에서도 수차례 신비스런 기적을 경험할 수 있었던 건 행운이었다. 하지만 이제는 과거의 웃음운동과는 비교할 수 없을 정도로 훌륭한 자연의 숲을 껴안으며 웃음운동을 할 수 있게 되었다.

나는 쾌적하고 아름다운 숲 속에서 마음껏 웃음운동을 할 수 있게 된 지금의 환경이 그저 기뻤다. 결론적으로, 울창한 숲은 나에게 기적의 호르몬을 생성케 하는 최적의 장소였다. 또한 신비의 메커니즘을 낳게 하는 데 꼭 필요한, 신비로운 자궁과도 같았다.

진심으로 돕고 싶은 마음이 부른 오해

'영혼의 웃음법'을 발견한 이후, 나는 한동안 상념에 빠졌다. 아무래도 이 신비의 웃음법을 나 혼자만 알고 실천한다는 것이 큰 죄를 짓는 느낌이었다. 양심의 소리가 어디선가 끊임없이 메아리쳐 들려왔다. 하지만 내 나름의 고충도 없지는 않았다. 이 웃음법이 내 의도와 달리 오해를 불러일으킬까 두려웠다. 또 웃음법을 발견한 내가 이상한 사람으로 보일까 걱정됐다. 그러던 어느 날, 뜻하지 않은 일을 경험하면서 이 웃음법의 공개를 두고 심사숙고하게 됐다.

그날도 나는 마을 뒷산에서 평소처럼 웃음운동을 하고 있었다. 그런데 마침 한 분이 숲길 저 멀리서 올라오는 게 보였다. 보아하니 산 밑자락 국립암센터에서부터 쉬엄쉬엄 힘들게 걸어오는 사람인 듯싶었다. 그는 어느덧 내 앞에까지 이르렀다. 사실 그전에도 환자복을 입은 이들을 종종 만나곤 했다. 이들 환우에게 병원 침대에서 맞이한 햇빛과 숲 속에서 만나는 햇빛은 큰 차이가 있을 것 같았다. 나는 암센터 환자복을 입은 그이에게 조심스레 말을 건넸다. 다른 이유는 없었다. 산에 오른 사람끼리, 먼저 말을 걸어서 어떤 낯섦과 계면쩍음을 풀어보고자 했을 뿐이다. 내가 마주한 환우는 30대 후반쯤으로 보이는 남자였다. 이제까지 나는 암으로 고통받는 분의 심정을 생각하여, 먼저 다가가 말을 건넨 적이 거의 없었다. 그런데 그날은 용기를 냈다. 나도 모르게. 영혼의 웃음법이 발휘하는 효과를 확신했기에, 그 방법을 어떻게든 설명하고 싶었던 것이다. 그야말로 진심으로 돕고 싶은 마음에 용기를 낸 것이다. 편안하고 부드러운 목소리로 나는 그에게 먼저 말을 건넸다.

"산 아래 암센터에서 오셨나 봐요."

"예, 대장암으로 투병 중이에요."

예상했던 것보다 그의 목소리는 가볍고 상냥했다. 가까이서 보니 안색도 환자처럼 보이지 않고 건강해 보였다. 나는 먼저 투병생활로 고생이 많겠다는 위로의 말을 건넸다. 그러자 그는 곧바로 고맙다고 화답했다. 이러저런 이야기를 조금 더 나눴다. 잠시 후 나는, 사실은 내가 웃음전문가인데 당신에게 도움을 주고 싶다고 조심스럽게 말했다. 사심 없이 한 말이었다. 그런데 그 순간, 그가 갑자기 싸늘한 시선으로 나를 훑어보는 것이었다. 그와의 대화는 거기까지였다. 그는 도망치듯이 산길을 내려갔다. 나는 진심으로 그를 도와주고 싶었는데, 오해를 했는지, 아니면 다른 이유가 있었는지 나는 아직도 모른다. 나는 너무도 민망해서 그 자리에 한참 서 있었다. 특히나 나를 뿌리치는 그 모습은 솔직히 모멸감에 가까웠다.

산길을 내려오면서 나는 생각했다. '그래, 몸이 아픈 환자의 입장에서 생각하면 그럴 수도 있겠지.' 처음 본 사람이 대장암을 낫게 하는

데 도움을 주겠다고 했으니…. 나는 황당하고 무안했던 그 순간을 잊기로 했다. 그날 일은 내게 다양한 관점에서 차분하고 냉정하게 생각해볼 수 있는 좋은 계기가 되었다. 특히나 영혼의 웃음법을 어떻게 세상에 알리는 것이 가장 지혜롭고 현명한 방법인지, 고민하고 또 고민했다.

그 무렵, 나는 너무 답답해서 무라카미 가즈오 박사에게 편지를 보내 조언을 구할까 하는 생각까지 했다. 그러면 내가 발견한 웃음법을 활용해서 많은 이들에게 도움을 줄 수 있을 것 같았다. 게다가 나는 무라카미 가즈오 박사가 웃음의 효과와 관련하여 한 가지를 아직도 찾아내지 못했다는 느낌을 갖고 있었다. 그 한 가지로 인해 그가 아직은 온전한 열매를 맺지 못한 상황으로 이해했다.

이런 생각들로 깊이 고민하고 사색하는 와중에도 나는 매일같이 마을 뒷산에 올라 영혼의 웃음법을 수없이 실천하며 검증해보았다. 그 결과, 나는 내가 믿고 있던 일들을 보다 구체적으로 확신할 수 있었다. 이제 웃음을 통해 우주의 에너지를 내 몸속으로 받아들이는 것, 그리고 그것을 세상에 전파하는 것, 그것이 오롯한 나의 소명이라는 것을!

스티브 잡스에게 보낸 편지

그 즈음 나는 우연히 신문을 보다가 스티브 잡스에 대한 기사를 읽었다. 애플사의 CEO이며 IT 분야에서 두각을 나타낸 그는, 인류의 삶을 혁신으로 이끈 사람이었다. 그는 무엇보다도 인문학적 통찰의 힘을 새로운 아이디어의 밑거름으로 삼은 인물이었다. 그의 신제품 개발은 언제나 전 세계인들의 주목을 받았다. 하지만 내가 읽은 신문 기사의 내용은 그가 췌장암으로 힘든 투병을 하고 있다는 안타까운 소식이었다. 나는 마음이 너무나 아팠다. 그가 건강을 회복해서 다시 자신의 일에 매진할 수 있다면, 우리는 보다 희망적인 내일을 맞이할 수 있지 않을까. 나는 심신이 고통스러운 한 사람의 운명을 걱정하지 않을 수 없었다.

그 신문기사는 그의 몸 상태가 위중하다고 보도했다. 나는 직감적으로 그와 만날 수 있다면 무언가 통할 것 같았다. 영혼의 웃음법을 그에게 알려줄 수 있다면, 그의 병을 치유하는 데 상당히 도움이 될 것 같다고 생각했다. 그때 내 마음엔 그런 확신이 있었다. 그 무렵의 나는 하루에도 수없이 다이놀핀 호르몬과 같은 신비물질이 생성되는 것을 경험했고 또 그런 개인적 체험을 매일매일 검증하고 있었다.

나는 잡스에게 편지를 보내 구체적으로 도움을 주고 싶었다. 그래서 영혼의 웃음법에 관한 이해와 실천을 설명하는 장문의 편지를 썼다. 한글 편지의 초고를 먼저 작성한 뒤, 그가 내용을 알 수 있도록 영어로 옮겼다. 편지의 초고는 2011년 9월 중순 어느 날이었을 것이다. 그리고 영문으로 옮긴 날은 9월 30일 오후였다. 나는 지체하지 않고 그에게 이메일로 편지를 보냈다.

잡스에게 편지를 보낸 것은 확신에 찬 행동이었으며, 또한 가치 있고 의미 있는 도전이라고 생각했다. 이런 도전은 돈을 벌거나 유명해지는 일과는 전혀 무관했다. 나는 진심으로 병마와 싸우는 잡스의 건강과 쾌유만을 생각했다. 오로지 세계 최고의 첨단 의료기법과 영혼의 웃음법을 접목시켜 잡스의 건강을 기적처럼 회복시켜주는 것이 나의 소망이었다. 이번 일을 기회로 전 세계인들이 영혼의 웃음법을 직접 확인하고 자신들의 병을 이겨낼 수 있다면 얼마나 좋을까, 생각했다. 고통받는 수많은 이들의 미래에 희망과 행복의 새 역사가 활짝 열릴 것이라고 굳게 믿었다. 그뿐 아니라 내가 발견한 영혼의 웃음법을 이 기회에 세상에 널리 알릴 수 있는 하나의 과정이자 기회로도 생각했다.

사실 잡스에게 편지를 보낸 것은 그가 생에 대한 의지가 강하다는 것을 알았기 때문인지도 모른다. 영혼의 웃음법을 터득하기 위해서는 무엇보다도 삶에 대한 의지가 간절해야 하는데, 잡스는 이 문제를 충분히 해결할 듯싶었다. 하지만 내 희망은 잡스에게 메일을 보낸 지

6일 만에 물거품이 되었다. 그가 편지를 받아보지 못했다는 아쉬움보다는 그가 우리 곁을 영원히 떠났다는 비통함이 더 컸다. 그를 추모하는 세계인들의 애도는 오래 이어졌다. 그의 혁신적 삶과 실천은 그야말로 보통의 삶과는 한 차원 다른 선구적인 것이었다. 나 역시 그의 죽음을 애도하면서, 내가 앞장서야 하는 웃음운동의 실천에 대해서 다시금 생각했다.

잡스는 비록 내 편지를 받아보지 못했지만, 나는 전혀 동요하지 않았다. 왜냐하면 처음부터 나는 잡스와 관련된 일로 유명해지거나 돈을 벌겠다는 등의 삿된 마음이 없었기 때문이다. 오로지 몸과 마음이 아파서 오늘도 신음하는 이들에게 도움이 될 수 있다면 하는 마음뿐이었다. 그 일 이후로 나는 웃음에 대한 연구를 지속적으로 이어나갔다. 그때 잡스에게 보낸 편지는 아마도 그가 천국에서 뜯어보지 않았을까 싶다.

사랑하고 존경하는 스티브 잡스 회장님!

안녕하십니까? 저는 대한민국 서울에서 살고 있는 김영민이라고 합니다.

제가 이렇게 잡스 회장님께 편지를 쓰게 될 줄은 꿈에도 상상하지 못했습니다.

저는 여러 가지로 부족한 사람입니다. 두뇌도 남보다 뛰어나지 않고, 신체도 매우 왜소한 편입니다. 하지만 독특한 웃음의 비법으로 아주 건강하고 행복한 생활을 하고 있습니다. 얼마 전 이른 아침에 평소처럼 산길을 걸으며 명상을 하다가 잡스 회장님과 관련된 특별한 영감을 받았습니다.

저는 오래전부터 웃음의 효과에 대한 연구를 계속 해오고 있습니다.

연구를 해오면서 웃음을 통하여 암 환자들이 완치되는 기적과도 같은 수많은 사례들을 보았고, 저 또한 그 놀라운 효과를 직접 체험하였습니다.

제가 발견하고 터득한 방법으로 웃다 보면 신비한 기적의 물질들이 몸속에서 생성되어 새롭고 건강한 세포로 대체되는 놀라운 과정을 매일같이 생생하게 경험할 수 있습니다.

지난 오랜 세월 동안 웃음에 대한 연구를 해오면서 저는 소리를 거의 내지 않고 웃어도 효과가 보다 우수한 웃음법을 터득했으며, 드디어 우리 몸속에서 다이놀핀 호르몬과 같은 신비물질들을 분비하는 웃음에 대한 핵심비밀을 각고의 노력 끝에 최근에야 발견할 수 있었습니다.

웃음에 대한 핵심비밀을 요점만 간략히 정리하여 말씀드리겠습니다.

우선 평온한 마음을 유지한 상태에서 의식적으로 유도된 억지웃음부터 조용히 그리고 아주 서서히 시작합니다. 제가 발견한 기본원리를 각 단계별로 적용하여 웃음의 강도를 점진적으로 높은 수준까지 끌어올립니다. 이러한 기본적인 과정을 가볍게 반복하면서 어느 순간부터는 웃음의 강도를 자신이 할 수 있는 극한 상황까지 해보는 것입니다.

지금까지 했던 모든 동작을 계속 반복하면 자신도 모르는 사이에 몸과 마음이 즐겁고 기분 좋은 상태로 변해가고 있음을 자연스럽게 느낄 수 있습니다.

이때부터는 의식적으로 억지웃음을 웃지 않더라도 자연스런 진짜 웃음이 참을 수 없을 정도로 용솟음치듯 터져 나오기 시작합니다.

심지어 터져 나오는 웃음을 멈추고 싶어도 자신의 의지대로 조절할 수 없는 무아지경의 상황을 경험하게 됩니다.

이때, 인간의 모든 병을 치유할 수 있는 다이놀핀과 같은 기적의 호르몬들과
지금까지 의학적으로 밝혀지지 않는 신비로운 물질들이 생성되어 우리 몸의 각
세포를 새롭게 변화시키고 활성화시키는 것입니다. 또한 이 무아지경의 상태에서
우리 인간에게 해로운 각종 물질들과 암세포들이 녹아 없어지는 믿기 어려운 일들이
일어납니다.

우리 몸 자체에서 생성되는 신비로운 기적의 물질들이기 때문에 일체의 부작용이
없음을 말씀드립니다. 결국 마음이 평온해지고 즐거워지면 몸의 병은 저절로
낫는다는, 지극히 단순하지만 누구도 부정할 수 없는 진리를 실천하는 원리인
것입니다. 저는 이와 같은 단순한 원리를 불변의 진리로 확신하고 있으며 직접 이와
같은 경험들을 계속 해오면서 온몸으로 거듭 확인하고 있습니다.
웃음에 대한 핵심비밀에 대하여 여러 가지 사정상 대부분 생략하고 간략히
말씀드렸습니다만, 결국 그것 또한 너무나 단순한 기본원리라는 것을 알게 될
것입니다.

제가 살고 있는 대한민국에서는 암이나 치명적인 질병들이 웃음을 통하여
기적적으로 완치되는 사례가 있으며, 저는 현재 그렇게 완치된 사람들을 직접
보고 자주 만나고 있습니다. 심지어 병원마저 완전히 포기한 극단의 말기암 환자나
재발된 악성암 환자들도 웃음을 통하여 기적적으로 완치 판정을 받은 사례들이
있습니다.

제가 발견하고 터득해낸 이 웃음법에 대한 강한 신뢰와 살고자 하는 간절한 의지,
그리고 세상 모든 것에 감사하고 사랑하는 마음, 이 세 가지 정신으로 자신을 철저히
무장할 수 있다면 아무리 독한 악성암이라 할지라도 충분히 극복해낼 수 있음을
잡스 회장님께 말씀드리고 싶습니다.
일반적인 웃음치료로도 이러한 효과를 볼 수 있는데, 최근에 발견한 웃음에 대한
핵심비밀은 기존의 웃음치료보다 그 효과가 우수하며 건강이 회복되는 시기를 보다
앞당길 수 있는 획기적인 방법입니다.

웃음과 관련하여 상당한 수준의 경지에 도달하기 위해서는 각고의 노력과 인내가
절실히 요구됩니다. 잡스 회장님께서 한번 해보겠다는 마음과 해낼 수 있다는 강한
의지를 보여주신다면, 저의 온 힘을 다하여 병마로부터 하루빨리 회복될 수 있도록
도와드릴 것을 약속합니다.

사랑하는 잡스 회장님!
저는 그동안 종교단체 등에 소속되어 활동해본 적이 없는 평범한 대한민국
소시민입니다. 잡스 회장님을 지금껏 한 번도 직접 본 적이 없으며, 하시는 사업에
대해서도 솔직히 잘 모릅니다.

저는 평소 많은 사람들 앞에 나서는 것에 대하여 약간의 수줍음을 느끼는 소심한
성격의 사람입니다. 비록 각고의 노력으로 웃음에 대한 핵심비밀을 어렵게
발견하였지만 저의 소심한 성격 때문에 세상에 널리 알리려는 적극적인 마음은
추호도 없었습니다. 웃음에 대한 핵심비밀을 발견했다는 것 자체만으로도 저는
세상을 다 얻은 것처럼 기뻤으며, 평생 즐겁고 건강하게 살 수 있는 능력을 가졌다는
자부심에 마냥 행복했습니다.

우연히 스티브 잡스 회장님 관련 책을 보게 되면서 우리 인류의 발전을 위하여
큰일을 하신 위대한 인물임을 알게 되었고, 더 많은 정보를 접하게 되면서 저도
모르게 잡스 회장님이 마치 오랫동안 사귀어온 다정한 친구처럼 소중하게
느껴졌습니다. 그런데 얼마 전 잡스 회장님이 건강상의 이유로 애플 회장 직을
사퇴한다는 안타까운 뉴스를 보았으며, 더욱 수척해진 잡스 회장님의 모습을 보면서
마음이 무척 아팠습니다.

존경하는 인생의 선배이자 소중한 친구처럼 생각되는 잡스 회장님이 몹쓸 병마로
처절한 사투를 벌이고 있구나 하는 안타까운 마음이 저로 하여금 이 글을 쓰게 하고
있고, 이렇게 간절히 연락을 하도록 이끌고 있는 것 같다는 생각이 듭니다.
저는 이 지구상에 오직 저만이 가지고 있는 독특한 웃음의 노하우를 활용해서 잡스
회장님을 예전처럼 건강하게 회복시키는 데 도움을 드리고 싶습니다.
순수한 열정으로 최선을 다한다면 좋은 결과가 있으리라 저는 믿습니다.
현재 잡스 회장님께서 치료받고 있는 세계 최고의 첨단 의료기법과 저의
웃음치유법이 병행된다면 최상의 결과를 이끌어낼 수 있을 것으로 사료됩니다.

사랑하는 스티브 잡스 회장님!
저는 잡스 회장님이 병마로 쓰러져가는 불행을 그저 바라만 보고 있을 수
없었습니다. 비록 지구 반대편에 멀리 떨어져 살고 있을지라도, 지금 쓰고 있는
이 글이 잡스 회장님께 무사히 도달하여 치료에 도움이 될 수 있기를 기원하면서,
저는 제가 할 수 있는 최선의 노력을 끝까지 다할 것입니다.
제가 이렇게 최선을 다하여 잡스 회장님을 도우려고 하는 이유는 결코 돈이나

명예에 대한 욕심 때문에 그러는 것이 아니라는 걸 진심으로 말씀드립니다.
굳이 이유를 설명드리자면 다음과 같은 생각들 때문입니다.

첫째, 저도 스스로 어떻게 할 수 없는 불가사의한 힘에 이끌려 잡스 회장님을
도우려고 하는 것입니다. 둘째, 제가 발견한 웃음법으로 잡스 회장님께서 건강을
되찾는다면 한 사람의 건강 회복이 아니라, 질병으로 고통받는 전 세계 수많은
사람들의 축복으로 이어질 수 있다는 강한 믿음 때문입니다.
셋째, 저는 지금까지 잡스 회장님을 잘 모르고 살아왔습니다. 하지만 언제부터인가
오랫동안 알고 지낸 소중한 친구로서 마음속 깊이 자리 잡고 있습니다. 고통
속에서 신음하는 친구에게 저의 조그만 능력으로 도움을 주고자 하는 순수한
마음뿐입니다. 넷째, 저는 현재 돈이나 명예보다는 삶의 진정한 의미와 가치를
추구하며 살기를 간절히 소망하는 사람입니다.

수많은 어려움 속에서 잡스 회장님과 제가 만날 수 있을지 여부는 오직
대자연(신)만이 결정해줄 것이며, 저 또한 그 뜻에 겸허히 따를 것입니다.
잡스 회장님 병환의 위중함을 생각하면 저의 편지가 너무 늦지는 않았나 하는
걱정과 우려를 하게 됩니다.

잡스 회장님께서 편지를 보고 나서 저를 굳이 찾지 않아도 저는 조금도 실망하지
않을 것입니다. 왜냐하면 제가 생각한 것 이상으로 잡스 회장님은 지혜롭고
현명하셔서 더 좋은 치료방법과 정신력으로 병마를 거뜬히 이겨내실 수 있는
분이라 생각하기 때문입니다. 이 글을 쓰고 있는 저 또한 정말 순수한 마음으로 잡스
회장님의 건강을 걱정하고 있고, 문득 대자연의 계시처럼 영감을 받아서 이 일을
실행하고 있기 때문에 어떠한 상황도 겸허히 수용할 마음의 준비가 되어 있습니다.

사랑하는 스티브 잡스 회장님!
건강한 몸으로 다시 회복되시어 세상의 모든 사람들에게 찬란한 기적을 선물하여
주시길 간절히 바랍니다.
감사합니다.

From 김영민
2011. 9. 30.

세상 밖으로 나갈 수 있는 용기

나는 웃음운동으로 인연을 맺은 한 지인과 이런저런 얘길 나눌 기회가 있었다. 누군가가 내 이야기를 들어주는 것만으로도 아픈 마음이 치유되는 일이 있다. 나는 그에게 울고 웃었던 내 지난 이야기와 내가 발견한 영혼의 웃음법에 대해 상세히 얘기했다. 그러자 그는 내 이야기를 책으로 출간하는 것이 어떠냐며 관심을 표했다. 내 이야기를 경청해준 것만도 과분한 일인데, 그는 한 발 더 나아가서 책으로 묶어보라고 용기를 준 것이다. 나는 깜짝 놀라서 그때는 나도 모르게 손사래를 쳤지만, 실은 내가 발견한 새로운 웃음운동법을 더 많은 이들과 공감하고 나눈다는 측면에서는 이보다 더 효과적인 방법이 없겠다고 생각했다. 그간 나도 많은 책을 통해 웃음에 관한 정보를 익히고 배우지 않았던가. 다만, 그간의 개인적 체험과 연구를 하나의 방법론으로 제시하는 데 아직은 부족한 부분들을 보충해야 한다고 생각했다.

책 출간에 대한 의지는 어느덧 10여 년 동안 이어졌다. 그사이에 나는 매일매일 내가 발견한 영혼의 웃음법의 노하우를 체계적으로 정리할 수 있었다. 사실 알고 보면 영혼의 웃음법은 정말 단순하기 그지없다. 이 점을 상기하면 나도 용기가 난다. 세계 최초의 발명품이나 발견들도 대체로 그 원리가 단순해서 놀랄 때가 많지 않은가. 나는 고정관념을 깬 역발상의 발명품이나 발견이 의외로 단순하다는 것을 예전부터 잘 알고 있었다.

'영혼의 웃음법'에 대한 구체적인 실천 매뉴얼은 이 책의 후반부에 소개했다. 얼마나 단순하고 따라하기 편한지는 몸소 체험해보면 알 것이다. 나는 될 수 있으면 모두가 쉽게 배울 수 있도록 하기 위해서 최선을 다했다고 자부한다. 그러나 무엇보다 가장 중요한 것은 영혼의 웃음법을 실천하는 분들의 간절한 의지와 마음의 긍정일 것이다.

10여 년 전 내가 처음으로 웃음치료를 알게 되었을 때, 나는 스스로 생을 접으려고 했던 백척간두의 절박한 상황에 놓여 있었다. 그리고 웃음으로 죽음의 문턱에서 간신히 벗어날 수 있었다. 내가 그랬던 것처럼 누군가는 웃음으로 지금의 힘든 상황에서 벗어나길 나는 희망한다.

현재 더불어 사는 지구촌에는 수많은 사람들이 각종 병마와 스트레스로 엄청난 고통을 겪고 있다. 더욱이 요즈음의 시대적 상황은 더욱 각박해서 남녀노소 가릴 것 없이 극단적 선택을 하는 경우가 많다. 이제 나는 영혼의 웃음법을 배우려는 모든 분들께 이것만은 꼭 당부하고 싶다. 행복하고 건강한 삶을 원한다면 누구든지 영원히 영혼의 웃음법과 함께한다는 각오로 이 웃음운동을 꾸준히 실천하라

고. 당신이 이 웃음운동에 몰입하고 집중하는 정도에 따라서, 당신은
생각보다 더 빠른 시간 안에 경이로운 웃음의 효과를 경험할 수 있을
것이다. 웃음에 대한 신념과 열정에 따라서 이 웃음이 선사하는 행
복과 기쁨이 결정된다는 점을 꼭 알았으면 한다.

인생을 바꾸어놓은 웃음의 힘

나는 스티브 잡스 타계 1년 후, 문득 스스로를 되돌아보며 다시금 생각을 가다듬었다. 형편없던 과거의 내 모습과 현재의 나는 확실히 달라져 있었다. 특히 영혼의 웃음법을 발견한 이후 심신의 변화가 컸다. 몸의 회복은 물론이고 마음의 평화로움이 찾아왔다.

오래전의 내 직업은 대부금융업이었다. 직업 특성상 나는 법적 소송들에 자주 휘말렸다. 개인적인 치부를 드러내는 것 같아 부끄럽지만, 소송은 내 의지와 상관없이 휩쓸리는 경우도 많았다. 그래서 대부금융업계에 종사하는 이들은 이런저런 법적 송사에 휩쓸리지 않는 것이 상책이라고 말한다. 하지만 상대가 필사적으로 물고 늘어질 때는 피할 길이 없다. 대부분의 소송은 총칼 없는 전쟁에 가깝다. 그런 정도로 소송에 나선 이들은 치열한 싸움을 벌인다. 그리고 이 다툼의 종말에는 승패가 기다린다. 누군가에게는 잔인한 판결이 떨어진다. 송사가 진행되는 동안 원고와 피고 모두 극도로 피폐해진다. 이 시간을 견디지 못해서 비극적 상황을 맞는 경우도 있다. 가령 억울함과 분함을 참지 못해 화병을 얻거나, 정신적 충격으로 죽음을 선택하는 경우도 있다.

사업을 막 시작할 때는 나도 이런 법적 분쟁에 대해 아무런 경험이 없었다. 나 같은 사람한테도 소송이 생길 줄은 몰랐다. 이렇듯 아무것도 예비하지 않은 상황에서 그야말로 피 말리는 소송에 휩쓸렸다. 그러다 보니 엄청난 스트레스를 받을 수밖에 없었다. 그 고통이 너무도 커서 모든 것을 내려놓고 생을 마감하려고까지 했었다. 그런데 그 순간, 극적으로 웃음을 알게 됐고, 그 웃음이 결국은 내 생명을 구했다. 그 뒤로는 어떠한 소송이나 분쟁에도 추호의 흔들림 없이 의연히 대처했다. 그리고 모든 송사에서 성공적인 결과를 얻었다. 웃음은 이렇듯 내 삶의 지혜뿐만 아니라 마음의 평정심까지 찾아줬다. 그러다보니 내 몸은 자연히 건강해졌다.

게다가 영혼의 웃음법을 통해 초인적인 내면의 힘을 얻었다. 나아가, 행복한 삶의 의미에 대한 물음을 던지게 했다. 한마디로 웃음은 내 삶을 성찰하게 했다. 이 모두가 웃음이 일으킨 큰 기적이다. 돌이켜 보면, 나는 종종 내게 고통을 준 소송과 분쟁이 결과적으로 큰 축복이었다고 생각한다. 인간이 얼마나 사악해지고 잔인해질 수 있는지, 생생한 경험을 통해 세상을 보는 안목과 통찰력을 얻지 않았던가. 또한 온갖 권모술수와 계략으로 내 목을 향해 비수를 들이댔던 사람들마저 눈물겹도록 고맙다고 생각한다. 그 모든 고통이 오늘의 나를 단련시켜 주었으니까. 나는 이제 내가 겪었던 고통의 날들을 원망하지 않는다. 그저 평화로운 마음으로 웃을 뿐이다. 쓰라린 지난날의 고통들이 나를 더욱 성숙하게 해주지 않았던가. 나는 오늘도 지난일들이 그저 고마울 뿐이다.

세상에 알리게 된 결정적 계기

영혼의 웃음법을 매일매일 실천하던 어느 날, 나는 삶의 변화를 실감하는 경험을 했다. 그저 평범한 일상에서 벌어진 작은 일이었지만, 영혼의 웃음법을 세상에 알려야겠다고 결심을 하게 만든 결정적 사건이었다.

나는 평소처럼 출근하기 위해 집을 나서서 허겁지겁 지하주차장으로 갔다. 차에 가보니 깜짝 놀랄 일이 벌어져 있었다. 밤사이 누군가가 내 차의 범퍼를 들이받아서 흉하게 찌그러져 있었다. 순간, 화가 치밀어올랐다.

나는 출근을 미루고 아파트 관리사무소로 달려가 CCTV를 확인했다. 출근은 어느덧 1시간 이상 지체됐다. 그런데 이번에는 더 황당한 일이 벌어졌다. 경비실에서 CCTV를 확인하고 나오는 순간, 누군가가 병충해 방제 작업을 하려고 농약을 살포하고 있었는데, 그 물줄기가 내 쪽으로 폭우처럼 쏟아졌다. 나는 머리끝에서 발끝까지 온몸이 살충제로 뒤범벅이 되었다. 그 누군가가 일부러 만든 상황은 분명 아니었다. 그저 센 바람이 우연찮게 내 쪽으로 불어서 생긴 일이었다.

얼굴과 옷에서 살충제 냄새가 진동했다. 딱히 그 누구에게 항의하거나 하소연할 수 있는 상황이 아니었다. 그래서 서둘러서 집으로 돌아가 샤워를 한 뒤 다시 새 양복으로 갈아입었다. 집을 나오면서 나는 아내에게 무심코 이런 말을 했다.

"여보! 나 오늘 억세게 운이 좋은 날인가 봐. 평소처럼 제시간에 빨리 출근했더라면 큰 사고를 당했거나 안 좋은 일이 생겼을 것 같은 그런 예감이 들어. 나도 모르는 우주의 어떤 신비한 에너지가 나를 지켜주려고 두 번씩이나 이런 일을 만들어줬나 봐."

나는 아무 일 없었다는 듯 껄껄 웃었다. 그러고는 무심결에 내가 겪은 일을 긍정적으로 말하고 있었다. 웃음을 몰랐던 과거의 나라면, 상상할 수 없는 일이었다.

그날 나는 내 차를 찌그러뜨린 사람과 내 얼굴에 살충제를 뿌린 사람, 그리고 한순간 방향을 바꾼 바람에게 눈물겹도록 고마운 마음이 들었다. 그러고 나니 아침의 출발이 너무나 상쾌했고 그렇게 기분 좋을 수가 없었다. 오랜 세월 살고 싶어서 발버둥치며 웃음에 푹 빠져 있다 보니 나도 모르는 사이에 내 정신세계가 변해 있었다. 정신만이 아니라 신체적으로도 좋은 변화가 일어났다. 특히나 몸은 30대 청년처럼 펄펄 날 정도로 가벼워졌다.

하루는 내가 왜 이렇게 변했을까, 하고 스스로 자문해보았다. 아무리 이것저것 생각해봐도 답은 역시 영혼의 웃음법이었다. 웃음을 모르고 살던 때와는 다른 대반전의 삶이 펼쳐지고 있었다. 이제 비로소

나는 영혼의 웃음법이 지닌 효과를 온몸으로 느꼈고, 확신하게 되었
다. 이제 서서히 세상을 향해 용기 있게 나서자고 결심했다.

3

· · · · ·

웃음의 신비를 밝히다

웃음치료의 혁명

웃음을 연구한 이들 중에는 자신의 연구를 학문적 성과물로 이끌어낸 이들이 있다. 그중 '웃음치료의 선구자'로 불리는 노먼 커즌스의 성과는 웃음치료의 출발을 알리는 큰 신호였다. 그가 위대한 것은 그의 직업이 의사도 학자도 아니라는 점에 있다. 그는 다만 불치병이라는 사형선고를 받은 환자였을 뿐이다. 그의 원래 직업은 잡지 편집자였다. 의사도 과학자도 아닌 그가 '웃음치료의 선구자'가 된 것은, 자신이 앓고 있는 불치병을 극복하기 위해 웃음을 연구한 후부터였다. 그는 스스로의 힘으로 불치병의 늪에서 빠져나왔다. 그는 잡지 기자로 일한 덕분에 박학다식했다. 또 의학 분야에도 해박한 지식을 갖고 있었다.

1964년 8월 53세가 되던 해에 그는 러시아를 여행하고 집으로 돌아왔다. 그런데 여행의 피곤함 때문인지 갑자기 몸에서 열이 나고 몸살기가 돌았다. 병세는 일주일이 지나도록 이어졌다. 목, 팔, 손, 손가락, 다리도 움직일 수 없었다. 병원에서 진단을 받아 보니 적혈구의 침강 속도가 80을 넘었다. 보통 감기 환자에서 나타나는 적혈구의 침강

**강직성 척추염
(Ankylosing Spondylitis)**
만성 관절염의 일종으로 척추의 주 병변이 특징이지만 엉덩이, 무릎, 어깨 등의 관절에도 염증을 일으킬 수 있다. 강직성에서 '강직'이라는 말은 '뻣뻣해짐' 또는 '굳는 것'을 의미하고, 척추염은 말 그대로 '척추에 염증이 생기는 것'을 말한다. 척추에 염증이 생기면 뼈들이 굳거나 대나무처럼 서로 연결되어 자라기 때문에 등이 뻣뻣해진다.

속도는 대략 30~40 정도이다. 그런데 그의 몸 상태는 그 뒤에 더 심각해졌다. 그는 몇 주가 지나서 적혈구 침강 속도가 150이 넘은 것을 알았다. 그야말로 중증 환자 상태였다. 그가 의사로부터 전해 들은 병명은 콜라겐 질환과 강직성 척추염이었다. 이 병은 염증이 골반에서 시작되어 척추로 번져서 결국 등이 굳는 류머티즘 질환인데, 어찌해 볼 수 없는 불치병이었다. 한번 걸리면 500명 중에 단 한 명만 낫는다는, 무섭고 희귀한 병이었다. 심지어 뼈 마디마디에 염증이 생겨, 극심한 고통에 시달리게 되는 질병이었다. 그는 1968년 자신의 투병 일지에 이렇게 적었다.

"평생 동안 살아온 넓은 집과 정원 그리고 거실을 가득 채운 수천 권의 책을 두고 세상을 떠날 수는 있지만, 사랑하는 아내 앨런과 네 딸은 차마 두고 갈 수 없다."

생각이 여기에 이르자, 그의 뇌리에는 캐나다 의사였던 한스 셀리에(Hans Selye)의 《삶의 스트레스(The Stress of Life)》라는 책 내용이 떠올랐다. 그 책에 따르면 부정적인 사고나 감정은 육체에 화학적 변화를 일으켜 부신호르몬을 마르게 하고, 그 결과 각종 질병이 생긴다고 했다.

한스 셀리에는 자신의 저작에서 스트레스
가 수많은 질병의 원인이며, 스트레스와 질병
사이의 의학적 메커니즘을 명쾌하게 서술했
다. 커즌스는 이 책을 보고 스트레스를 물리
치는 웃음을 생각해냈다. 그는 당시 하루에
아스피린 26알과 페닐부타존(phenylbutazone)
12알을 복용하고 있었다. 한마디로 진통제에
의지하는 상황이었다. 문제는 이런 상태로는
부신의 기능 회복이 어렵다는 점이었다. 참고
로 스트레스는 코르티솔(cortisol)과 같은 호르
몬 분비를 촉진시키고, 코르티솔 분비량이 과

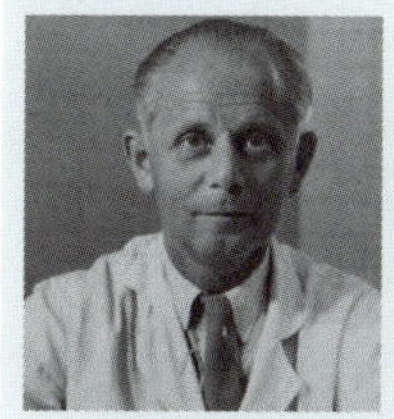
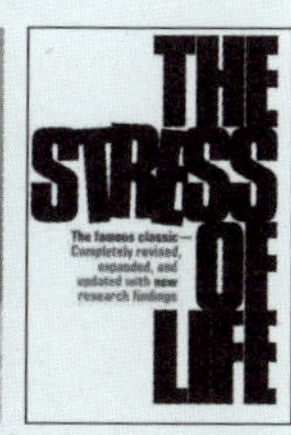

오스트리아 빈에서 출생했다.
1936년에 생체가 외상·중독·
한랭·전염병 등의 비특이적 자극을
받으면 그 자극의 종류에 관계없이
뇌하수체전엽·부신계를 중심으로
하는 반응이 일어난다는 '스트레스
학설'을 제창하였다. 저서로는 《삶의
스트레스》가 있다.

도할 경우 T림프구 수가 감소해 면역반응이 억제된다. 반면에 웃음을
통한 긍정적인 사고와 감정은 T림프구의 효과를 증대시키고, 감기에
서 암에 이르는 질병에 대항할 면역계의 능력을 강화시킨다. 나아가
웃음은 베타엔도르핀과 같은 신경펩타이드(neuropeptide) 분비도 촉
진시켜, 암으로 인한 통증을 감소시킨다.

자신의 상황을 냉철히 파악한 커즌스는 주저하지 않고 폭소를 자
아내는 코미디 영화를 연속적으로 봤다. 또 간호사에게 유머책을 읽
어달라고 부탁했다. 웃음이 터질 때마다 그는 온몸을 흔들며 자지러
지게 웃어댔다. 그는 스스로 자기 몸을 체크하면서 서서히 좋아지고
있음을 알게 됐다. 웃음의 효과에 대해 그는 다음과 같이 말했다.

노먼 커즌스의 《웃음의 치유력》

노먼 커즌스는 강직성 척추염이라는 불치병 진단을 받는다. 염증이 골반에서 시작해 척추로 번져 결국 등이 굳어버리는 류머티즘 질환이었다. 하지만 그는 낙심하지 않고 병원을 나와 가까운 호텔에 방을 잡고 코미디와 몰래카메라를 보며 실컷 웃는다. 그렇게 웃고 나니 참을 수 없던 고통이 사라지고 진통제 없이 잠도 편히 들 수 있었다고 한다. 이후 의학계에서는 웃음을 본격적으로 연구하기 시작하였고 "웃음은 유효기간이 없는 최고의 약이며, 병을 막아주는 방탄조끼다"라는 명제를 이 책을 통해 증명했다.

"효과는 즉각 나타났다. 10분간 포복절도를 하고 나면 적어도 두 시간은 고통 없이 푹 잠들 수 있었다."

"진통 효과가 수그러들면 다시 영사기 스위치를 켰다. 실컷 웃고 나면 잠시 동안은 고통을 잊을 수 있을 때가 많았다."

커즌스는 웃음의 진통 효과를 직접 체감했다. 웃음이 가진 치유력을 증명한 것은 혈침(血枕. Erythrocyte Sedimentation Rate, 적혈구침강속도) 검사였다. 이 검사를 몇 회나 되풀이한 결과, 크게 웃은 뒤에는 혈침이 5포인트 낮아진다는 것을 알게 되었다. 커즌스는 "웃음은 백약의 으뜸'이라는 속담이 병리학적 근거를 갖고 있는 것을 발견했다"라고 했는데, 웃음이야말로 그에게는 최고의 명약인 셈이다.

그는 웃음의 효과로 얼마 지나지 않아 통증 없이 테니스와 골프와 승마를 즐길 수 있었다. 또 그토록 원했던 카메라의 셔터도 손을 떨지 않는 상태로 누를 수 있었다.

그의 투병일지 《웃음의 치유력》은 미국에서 베스트셀러가 됐다. 그의 체험기가 발표되자, 많은 의사들은 그의 생각에 동의했다. 3,000명이 넘는 의사들이 그에게 편지를 보냈다. 또 일반인들에게도 커다란 호응을 일으켰다. 커즌스는 이렇게 말했다.

서양의학에서 그 누구도 상상하지 못했던 기념비적인 '웃음요법'이 그로부터 시작되었다. 이후 미국에선 '웃음치료'가 널리 확산되어 현재 듀크대종합암센터, 뉴욕향군병원, 버몬트메디컬센터 등 수많은 병원에서 유머도서실과 유머이동문고 등을 운영하고 있다. 한편 뉴욕의 컬럼비아장로교병원에선 코미디치료단까지 발족했고, 하버드대학을 비롯한 미국의 의과대학에선 '유머치료'를 주제로 대규모 심포지엄을 개최하는 등의 활동을 펼치고 있다. 이러한 웃음치료의 열풍은 우리의 이웃 나라인 일본에까지 영향을 주었다.

최고의 배우자는 웃음을 사랑하는 사람

우리가 웃을 수 있는 것은 뇌가 웃을 수 있는 회로를 갖고 있기 때문이다. 이처럼 웃음은 뇌와 밀접한 관련이 있다. 하지만 아직까지도 웃음과 관련된 뇌의 비밀은 완전히 밝혀지지 않았다. 나는 언젠가는 웃음과 뇌의 신비가 드러날 것이라고 믿는다. 오늘날 뇌과학에서 정리한 웃음의 경로는 대략 다음과 같다.

먼저 뇌의 주요 영역인 전두엽·두정엽·측두엽·후두엽을 아우르며 이성적 사고를 담당하는 대뇌 신피질(cerebral neocortex)에서 웃기

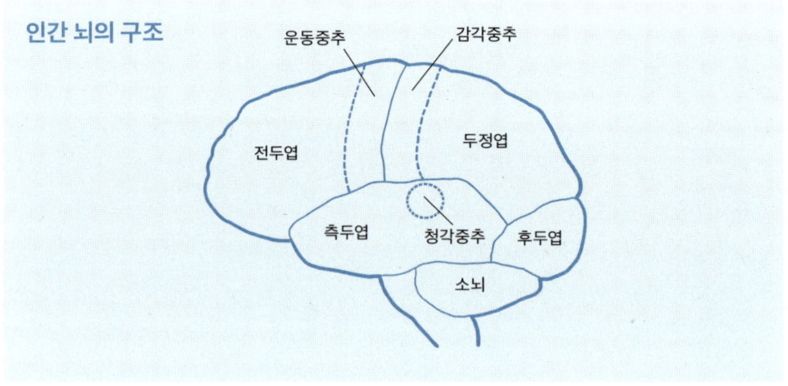

는 상황을 파악한다. 그러면 편도체·해마·시
상하부를 이루며 감정과 본능을 담당하는 대
뇌 변연계에서 웃기는 감정을 생성하여 웃음
을 유발한다. 이후 대뇌와 척수 사이에 있으며
기본적인 생명활동을 관장하는 뇌간의 통제
로 웃음은 멈추게 된다.

1990년대 후반부터 웃음을 연구해온 메릴
랜드대학의 로버트 프로빈(Robert Provine)에
따르면, 웃음은 유머나 개그에 대한 본능적인
신체반응이 아니다. 오히려 사회적 상호작용
과 밀접히 관련되어 있다. 프로빈을 비롯한 많
은 뇌과학자들은 흉내에서 인간의 복잡한 웃
음과 유머가 발전했다고 본다. 유인원을 포함
해서 많은 동물들의 경우, 이를 드러내며 웃
는 표정은 위협과 경계를 뜻한다. 그러나 인간의 웃는 표정은 반대로
자신과 타인에 대해 위협이 전혀 없음을 표현한다.

웃음은 횡격막과 배, 호흡기, 얼굴, 다리와 등의 근육을 빠짐없이
운동시킨다. 그래서 에어로빅과 같은 역할을 한다는 것도 잘 알려져
있다. 웃음은 면역력도 높인다. 혈소판을 증가시켜 동맥경화를 일으
키고 혈압을 높일 수 있는 스트레스 호르몬은 웃을 때마다 억제된다.
또한 웃을 때는 암과 세균을 처리하는 NK세포, 감마인터페론, T세
포, B세포 등이 증가한다. 그리고 호흡기가 청소되고 침샘에서 분비

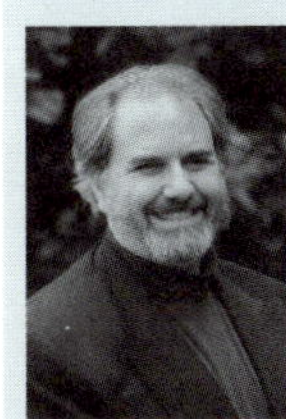

로버트 프로빈

메릴랜드 주립대학 심리학과 및 신경과학과 교수로 《웃음에 관한 과학적 탐구(Laughter: A scientific investigation)》라는 책을 출간해 학계뿐 아니라 일반 대중에게까지 커다란 호응을 얻었다. 이 책은 지금까지 나온 웃음에 관한 책 중에서 '가장 광범위한 주제들을 다루고 있으면서도 체계적이고 과학적인 접근이 돋보이는 책'으로 평가받고 있다. 이 책에서 그는 웃음이 그저 유머에 대한 생리적인 반응이 아니라 인간관계를 돈독하게 해주는 사회적 신호 중 하나라고 말한다.

되는 면역단백질의 농도도 높아진다.

웃음이 몸에 좋은 점은 이외에도 많지만 최근 주목받는 것은 바로 뇌와 감정에 미치는 효과다. 웃음은 측좌핵(nucleus accumbens)이라고

NK세포(NK cell, Natural killer cell)

선천면역을 담당하는 중요 세포이다. 체내에는 50억 개, 그중 혈액에 약 1억 개의 NK세포가 있으며 T세포와 달리 간이나 골수에서 성숙한다. 바이러스에 감염된 세포나 종양세포를 공격하는 것으로 알려져 있다. 그 방법은, 먼저 비정상세포를 인지하면 퍼포린을 세포막에 뿌려 세포막을 녹임으로써 세포막에 구멍을 내고, 그랜자임을 세포막 내에 뿌려서 세포질을 해체함으로써 세포자멸을 일으키거나, 세포 내부에 물과 염분을 주입해서 세포파괴를 일으킨다.

감마인터페론(gamma Interferon)

면역적 자극에 의해 T림프구 세포에서 생산되는 인터페론이다. 주요 작용은 면역조절이다.

T세포(T cell) 또는 T림프구(T lymphocyte)

항원 특이적인 적응면역을 주관하는 림프구의 하나이다. 가슴샘(Thymus)에서 성숙되기 때문에 첫 글자를 따서 'T세포'라는 이름이 붙었다. 전체 림프구 중 약 4분의 3이 T세포이다.

B세포(B cell)

림프구 중 항체를 생산하는 세포이다. 면역반응에서 외부로부터 침입하는 항원에 대항하여 항체를 만들어낸다. 원래 B세포는 조류의 총배설강 주변에 있는 파브리키우스 주머니(bursa of Fabricius)에서 처음 발견되어서 주머니(bursa)의 첫 글자를 따 B세포라고 이름 붙였으나, 사람을 포함한 포유류의 경우 골수(bone marrow)에서 생성되므로 골수의 첫 글자를 따서 B세포라고 부르기도 한다.

불리는 뇌의 보상회로 부분을 자극한다. 바로 이 부분이 활성화되고 도파민의 농도가 올라가기 때문에 카테콜아민(catecholamine)과 스트레스 호르몬이 감소하고 즐거운 감각이 생겨나는 것이다.

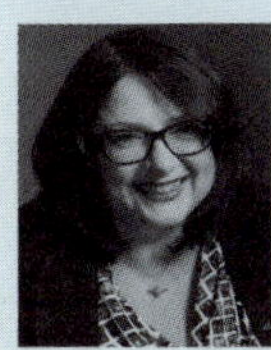

영국 런던대학(UCL) 인지신경과학 연구소 박사. 그는 혼자 있을 때보다 다른 사람과 같이 있을 때 웃게 될 확률이 30배나 된다고 주장했다. 또한 웃음은 행동학적으로 매우 강한 전염성을 갖고 있기 때문에 다른 사람이 웃으면 나도 모르게 웃음이 난다고 했다.

우리는 웃을 때마다 보상을 받는다. 즉, 윌리엄 제임스의 말처럼, "즐거워서 웃는 것이 아니라 웃어서 즐거울 수 있다"는 것이다. 일부러 웃는 웃음도 자연스러운 웃음과 똑같은 효과를 내는 이유는 이 때문이다. 역으로, 우리의 뇌가 행동에서 감정을 느끼고 스스로 합리화하며 이유를 만들어내는 것이다. 또한 웃음은 고통을 느끼는 회로들의 활동을 약화시키고 우울함을 비롯한 부정적인 감정반응들을 차단하는 효과도 있다.

두뇌의 웃음회로에서 빼놓을 수 없는 것이 바로 거울뉴런(mirror neuron)이다. 거울뉴런은 특정 동작을 할 때뿐만 아니라 동작을 보거나 소리를 들을 때도 함께 활성화되는 뉴런이다. 다른 사람의 동작을 쉽게 따라 하는 것이나 다른 사람의 감정에 잘 공감하는 것도 이 때문이다. 웃음에서도 마찬가지다. 우리는 다른 사람이 웃는 것을 보면 저절로 따라 웃는다. 소피 스콧(Sophie Scott) 등의 연구에 따르면, 웃음소리만 들어도 우리의 뇌는 웃을 준비를 한다고 한다. 이처럼 시각과 청각을 관장하는 거울뉴런은 웃음과 긍정적 감정의 전염성을 설명해준다. 라디오에서 좋아하는 음악이 흘러나올 때 자신도 모르게 입가에 웃음이 떠오른 적이 있다면 음악이 에너지를 활성화하는 데 얼마나 큰 힘이 되는지 잘 알 것이다. 음악은 뇌세포 하나하나에 영향을 주는 에너지의 파동을 일으킨다.

건강한 뇌와 몸을 가진 사람은 그만큼 많이 웃고 적절할 때 웃는다. 여성들이 유머감각이 있는 남성을 선호한다는 통계도 진화생물학과 뇌의 관점에서 본다면 가장 우수한 배우자를 선택하기 위한 당연한 판단인지도 모른다.

웃음은 전신운동이자 유산소운동

미국 스탠퍼드의대 정신의학과 교수인 윌리엄 프라이(William Fly)는 40여 년간 웃음을 연구했다. 그의 연구에 따르면, 6세의 유치원생은 하루 평균 300회 정도 웃는다. 그러나 성인이 되면 그 20분의 1인 15회 정도로 줄어든다. 정작 웃어야 하는 이는 어른이 아닐까? 그는 웃음과 건강의 함수관계에 대해 아주 간단한 결론을 내놓았다.

"웃으면 그 부산물로서 인체 내에 엔도르핀이 생성된다. 엔도르핀의 영향으로 자신감이 생기고, 생활에 활력이 솟구치고, 늘 긍정적인 상상과 비전이 있는 삶을 지속할 수 있다. 백혈구는 박테리아, 바이러스, 암 등을 비롯한 외부물질과 싸우는데, 웃음은 이와 같은 백혈구의 생명력을 강화시키는 역할을 한다. 사람이 기쁜 마음으로 크게 한 번 웃을 때면 인체의 650개 근육 중 평상시에 움직이지 않던 근육 231개 이상이 움직인다. 이때 에너지 소모로 혈액순환이 활발해져서 산소와 영양분이 몸 곳곳에 전달되어 피부노화 방지에도 효과가 있다. 웃음이 중추신경계에 미치는 효과는 완전히 밝혀지지 않았지만,

《네이처》
1869년 영국의 천문학자 조지프 노먼 로키어(Joseph Norman Lockyer)가 창간한 영국의 대표 과학저널로, 물리학·의학·생물학·화학·우주과학 등 과학 전반의 논문을 다룬다. 매년 1,000편 안팎의 논문을 게재한다. 다른 전문 학술지에서 호평을 받거나, 저명 과학자의 검증을 거친 뒤에야 논문이 게재될 정도로 심의과정이 엄격하다.

웃음이 두뇌의 기민성과 기억력을 높이는 것은 확실하다. 사람이 1분 동안 마음껏 웃으면 10분 동안 에어로빅, 조깅, 자전거를 탈 때 일어나는 물리적이고 화학적인 긍정적 변화를 몸속에서 일으키게 된다. 1분 동안 크게 웃으면 3분 동안 힘차게 노를 젓는 운동량과 같다. 웃음치료는 병만 낮는 것이 아니라 생각이 바뀌고 인생이 바뀐다."

프라이 박사의 연구결과 중에 눈에 띄는 대목은 웃음이 암 환자의 통증을 경감시키고 병을 완화시킨다는 점이다. 그가 《네이처(Nature)》지에 발표한 논문에 따르면, 면역세포가 스트레스를 받으면 개체수가 줄어들거나 활성이 떨어지지만, 호쾌하게 웃을 경우에는 활동성이 뚜렷이 증가하고 암세포를 제거하는 능력이 향상되는 것으로 나타났다.

3~4분 동안 웃는 것만으로도 맥박이 배로 올라가고, 혈액에 산소가 더 많이 공급된다. 이때 뇌하수체에서 엔도르핀 등의 자연 진통제가 생성되고, 부신에서 통증과 염증을 낮게 하는 신비한 화학물질이 나온다. 뇌에서 베타엔도르핀의 분비를 촉진시키며 뇌내 모르핀의 분비를 증가시켜, 행복감을 맛보게 한다는 것이다. 인체에서 분비되는 천연 모르핀은 병원에서 환자의 고통을 줄여주기 위해 투여하는 모르핀보다 훨씬 강한 효과를 발휘하는 것으로 나타났다.

거듭 말하지만, 웃음은 뇌운동 중에서 가장 좋은 운동이다. 왜냐하면 한 번의 웃음은 단순히 웃음으로 끝나지 않기 때문이다. 한 번 웃으려면 뇌는 엄청난 운동을 해야 한다. 온몸이 다 웃으려면 평소 쓰지 않던 뇌의 신경과 얼굴의 근육을 모두 써야 한다. 평소 위축되어 있어서 산소가 잘 공급되지 않던 뇌도 활짝 웃어주면 활짝 깨어나서 산소가 활발하게 공급된다. 또한 스트레스 호르몬의 분비량이 줄어들고, 심장박동수가 높아져 혈액순환이 좋아진다. 즉, 웃으면 뇌호흡이 절로 되고 전신운동도 된다.

웃다 보면 자기도 모르는 사이에 기쁨이 생기고, 애쓰지 않아도 그 기쁨이 더욱 커진다. 우울한 상태에 있으면 뇌기능이 현저히 약해진다. 감정은 에너지 그 자체이며, 우리 몸, 특히 뇌의 생체에너지 활성화에 직접적인 영향을 미치기 때문이다. 두려움과 공포, 분노는 뇌를 수축시키고 뇌기능을 저하시킨다.

사람이 지속적인 웃음운동을 하면 혈액순환과 위장, 어깨 주위의 근육이 운동을 한 것과 같은 효과를 얻는다. 웃는 훈련을 계속하면 얼굴이 바뀌고 골격이 바뀐다. 웃으면 수백 개의 근육, 뼈와 함께 오장육부가 모두 움직인다. 또한 웃는 동안 산소공급량이 배로 증가해 유산소운동을 하는 효과도 낸다. 따라서 웃음은 훌륭한 유산소운동이다. 웃음은 몸의 저항력을 키워주는 명약이다. 건강이 바뀌고 운(運)까지도 바뀐다.

얼굴근육의 작용

1. **광견근** 목의 피부 밑에 얇고 넓게 퍼진 근육으로, 안쪽에는 좌우로 10쌍의 작은 근육이 있어 저작운동, 연하운동, 발성운동 등에 관여한다. 안면의 움직임에 영향을 주어 얼굴 대칭의 원인을 광견근의 문제로 보기도 한다.

2. **흉쇄유돌근** 흉골 및 쇄골과 유양 돌기를 잇는 굵은 근육으로, 등이나 후두의 근육과 함께 머리를 좌우로 돌리거나 기울이는 데 쓰인다.

3. **이근** 턱근으로 턱의 주름에 관여한다.

4. **하순하제근** 아래입술내림근이라고도 하며, 입으로 향하는 근육이다.

5. **교근** 저작근의 하나로 턱의 측면에 있는 광대뼈에서 시작되어 아래턱뼈로 이어지므로 아래턱을 끌어올려 위턱으로 밀어붙이는 작용을 한다. 깨물근이라고도 하는데, 이 근육이 많이 발달할수록 이른바 사각턱이 될 가능성이 높다.

6. **구륜근** 입술둘레근이라고도 하며, 입의 개폐, 입을 오므리거나 휘파람을 불 때 작용한다. 또 3차신경에 의해 지배되고 감각신경 말단에 많이 분포해 있어서 민감하다.

7. **삼각턱근** 입꼬리내림근이라고도 하며, 입으로 향하는 근육이다. 슬픈 표정을 만든다.

8. **상순거근** 위입술올림근이라고도 하며, 입으로 향하는 근육이다.

9. **비근근** 눈살근이라고도 하며, 코로 향하는 근육으로, 코끝으로 사선주름을 만들고 눈살을 찌푸릴 때 눈썹을 내려오게 한다.

10. **비근** 코로 향하는 근육으로, 비공을 넓히거나 콧구멍을 크게 만들어준다.

11. **볼근** 뺨의 넓고 얇은 근육으로 협근이라고도 한다. 볼을 오므리거나 빵빵하게 만들어준다.

12. **소협골근** 소관골근이라고도 하며, 윗입술을 위로 당김으로써 부정적인 표정을 짓게 한다.

13. **대협골근** 대관골근이라고도 하며, 입을 바깥으로 하면서 환한 표정을 짓게 한다.

14. **안륜근** 눈둘레근이라고도 하며, 눈을 감거나 뜰 때 작용한다.

15. **추미근** 눈썹주름근이라고도 하며, 눈썹을 내하방으로 당기고 좌우 미간의 주름을 만든다.

16. **전두근** 머리의 앞면에 있는 근육으로 눈썹을 올리고 또는 이마의 가로주름을 만들고 놀란 표정을 짓게 한다.

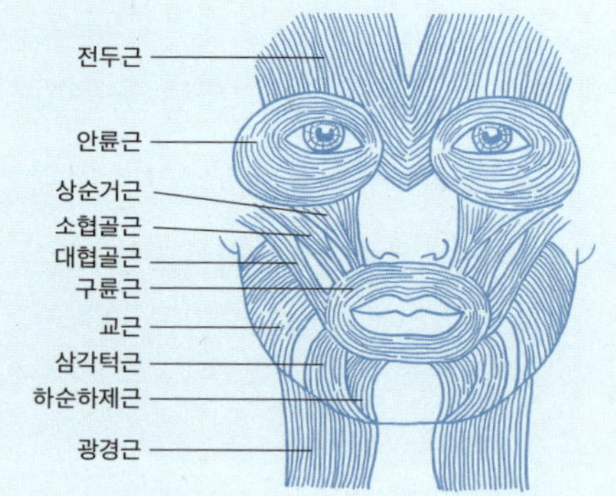

웃음의 생리적 효과

영국의 심리학자 로버트 홀든(Robert Holden)의 연구에 따르면, 1분 동안 호탕하게 웃는 것은 10분 동안 에어로빅이나 조깅 혹은 자전거를 타는 효과가 있으며, 몸 전체가 비만인 경우보다 부분비만일 경우 다이어트보다 효과적이라고 말한다. 나아가 윌리엄 프라이 박사는 《약으로서 웃음》이란 책에서 웃음의 생리적 효과에 대해 이렇게 정리해놓았다.

첫째, 자연 진통 효과. 웃을 때 뇌하수체에서는 엔도르핀과 같은 자연 진통제가, 부신에서는 염증을 낮게 하는 화학물질이 나와서 진통 효과를 낸다.

둘째, 동맥이 이완되어 혈액순환을 좋게 하고 혈압을 낮춘다.

셋째, 스트레스와 분노, 긴장을 완화시켜 심장마비와 같은 돌연사를 예방한다.

넷째, 면역력을 높여 감기와 같은 감염질환은 물론이고 암이나 성인병에 대한 저항력을 높인다.

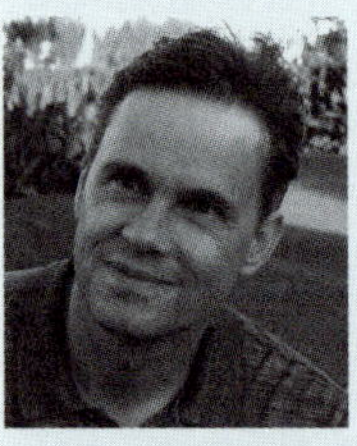
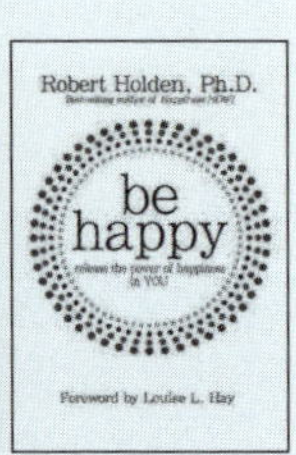

로버트 홀든

영국의 심리학자이며 〈행복 프로젝트〉와 〈성공지능〉 프로그램의 제작자이다. 그가 영국 BBC에서 제작한 다큐멘터리는 전 세계에서 3,000만 명이 넘게 시청했다. 또한 그는 〈오프라 윈프리 쇼〉에도 출연해서 좋은 호응을 받았다. 매년 50곳 이상의 매체에 글과 논문을 기고하는 등 행복과 성공에 관한 그의 연구는 세계적으로 인정받고 있다.

실제로 미국의 각종 연구결과에 따르면, 웃는 동안은 혈압이 낮아지고 심장박동수가 증가하며 혈액순환이 좋아진다. 또 세포에 더 많은 산소와 영양분이 공급되어 인체의 면역성이 높아진다. 스트레스는 면역체계를 무너뜨리지만, 웃음은 밝고 편안한 마음을 갖게 하여 면역체계를 강화해준다. 또 손으로 근육과 피부를 마사지하는 것을 외부 마사지라고 한다면, 웃음은 내장을 자극하는 내부 마사지에 가깝다. 이런 마사지를 하면 소화액 분비 증가와 장운동 촉진 등으로 몸이 평안해진다. 결국 웃음은 코르티솔 같은 스트레스 호르몬 분비를 억제시켜 각종 질병을 예방하고, 치료에도 도움을 준다. 이는 많은 의학자들의 공통된 의견이기도 하다.

현재 미국의 많은 병원들은 환자들에게 웃음을 위한 유머 프로그램을 시행하고 있다. 미시간대학의 로버트 자니언(Robert Zion) 심리학 교수는 "웃을 때 전신이 이완되고 질병을 고치는 화학물질이 혈류로 들어가 인체가 자연스러운 균형상태를 이룬다"라고 말한다.

생각해보니, 포복절도(抱腹絶倒)란 배를 그러안고 넘어질 정도로 몹시 웃는 웃음이고, 요절복통(腰絶腹痛)은 너무나 우스워서 허리가 끊어지고 배에 통증이 날 정도의 웃음이다. 이렇듯 배를 그러안고 허

148

리가 끊어질 듯 웃는 웃음은 내장이 들썩거리고 척추가 요동치는 웃
음이다. 그러니 이 모든 웃음이 전신운동이 아니고 무엇이겠는가.

웃음의 미스터리를 밝힌 사람들

뇌 과학자 빌라야누르 라마찬드란(Vilayanur Ramachadran)은 선사 시대 때 인간은 낯선 상대를 만났을 때 이를 드러내는 위협적인 표정을 지은 후, 상대방이 적이 아님을 확인하고 표정을 반쯤 푸는 것을 웃음의 기원으로 보았다. 이후 연구자들은 웃음은 인간의 생존에 필수적인 것은 아니지만 어찌 보면 생존 이상의 것을 암시하는 여러 연

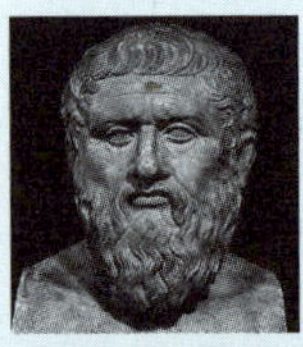

플라톤(기원전 427~347)

고대 그리스의 철학자로 객관적 관념론의 창시자이자 소크라테스의 제자였다. 아테네 교외에 아카데미아라는 학교를 열어 제자들을 교육했고 많은 저작을 썼다. 그의 학문은 피타고라스, 파르메니데스, 헤라클레이토스 등의 영향을 받았으며, 그 당시의 유물론자 데모크리토스의 사상과 대립하였다. 플라톤은 이데아설을 제창했다. 이데아는 비물질적, 영원, 초세계적인 절대적 참실재이며, 이에 대해 물질적·감각적인 존재는 잠정적·상대적이고, 이 감각에 호소하는 경험적인 사물의 세계는 이데아의 그림자, 모상(模相)이라는 이원론적 세계관을 내세웠다. 세계의 중심을 이루는 것은 세계 영혼이며, 인간의 영혼은 세계 영혼이 주재하는 이데아계에 있던 것으로 이 영혼은 불멸이며 이데아를 상기하는 것에서 진정한 인식이 얻어진다고 했다.

구들을 진행하고 있다. 이처럼 웃음에 관한 연구는 의학과 과학기술의 발달과 더불어 현재 활발하게 진행되고 있다.

수천 년 동안 많은 학자들이 웃음을 이해하려고 노력했지만 대부분 손을 들었다.

고대 그리스 시대에는 플라톤, 아리스토텔레스와 같은 철학자들이 웃음에 대해서 언급했다. 플라톤은 웃음을 부정적으로 보았다. 즉, 타인의 불행을 보고 재미있어 하는 부도덕한 행위라고 여겼다. 그 후 데카르트, 쇼펜하우어, 니체 등 많은 철학자도 웃음에 관한 논문을 남겼다. 예를 들면 칸트는《판단력 비판》에서 '웃음은 긴장이 갑자기 풀어지면서 생기는 정서'라고 정의했으며, 농담을 예로 들어 웃음이

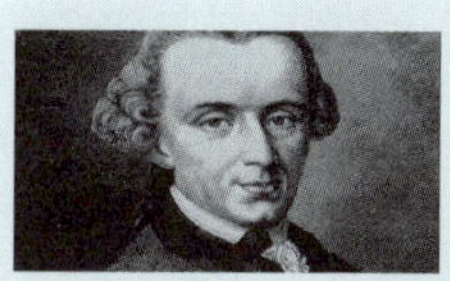

칸트(1724~1804)

비판철학의 창시자. 청년시절부터 합리론과 영국의 경험론에 관심을 두었다. 초기에는 라이프니츠와 볼프의 철학적 입장을 취할 정도로 합리론에 심취했으나, 라이프니츠와 볼프의 합리적 형이상학에 회의를 품고 영국 경험론 특히 '독단의 잠에서 깨워준' 흄으로부터 강력한 영향을 받았다. 뉴턴의 자연철학과 물리학에도 대단한 조예가 깊었다.

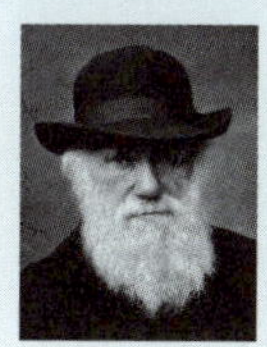

다윈(1809~1882)

영국의 박물학자, 진화론자. 에든버러대학 의학부를 중퇴하고 케임브리지대학 신학부를 졸업했다. 박물학을 연구하기 위해 1831~1836년 해군 측량선 비글호에 승선하여 남태평양의 지질과 동식물을 자세히 조사하러 갔다가 생물 진화의 확신을 얻고 귀국했다. 동시대의 생물학 및 영국 농업에서 이루어진 품종개량의 성과를 개괄하여 생물진화론과 자연도태설을 확립했다.

건강에 좋은 효과가 있다고 간파했다.

진화론의 주창자 찰스 다윈(Charles Darwin)은 생후 7일밖에 안 된 자기 아이의 발바닥을 종이로 간질이며 〈인간과 동물의 표정에 관해서〉라는 논문을 쓰기도 했다. 하지만 그는 웃음을 가리켜 '너무나 복잡한 주제'라고 말하며, 웃음을 복잡 미묘한 인간의 감정 정도로만 이해했다.

그러나 최근 들어 몇몇 과학자들이 웃음을 진지하게 연구하면서 웃음에 대한 새로운 과학적 근거들을 속속 내놓고 있다. 예컨대 '하루 한 번 웃으면 수명이 늘어난다'는 학설처럼, 웃음과 인간의 수명을 연결하는 연구도 시도하고 있다.

웃음에 관한 연구는 현대의학의 발달에 힘입어 지속적으로 이뤄지고 있다. 나아가 웃음을 다루는 학술지의 수는 1970년부터 1990년 사이에 세 배로 늘어났다. 웃음에 관한 최초의 국제학회가 1976년 영국 웨일스에서 열렸고, 그 이후로 몇 차례 더 이어졌다. 미국에서는 웃음 전문 학술지 《유머(Humor)》가 1987년에 창간되었다. 그리고 최근에는 과거 어느 때보다 많은 학자들이 웃음의 미스터리를 풀기 위해 노력하고 있다.

웃음의 전염성

한바탕 즐겁게 웃고 나면 뇌에서 엔도르핀 등의 자연 진통 호르몬이 분비되어 기분이 좋아지고 통증이 완화된다. 또한 웃으면 웃을수록 면역력이 증진될 뿐만 아니라, 종양이나 바이러스 등을 공격하는 백혈구의 활동이 활발해져서 각종 질환을 예방할 수 있다. 이런 사실은 여러 학자들의 임상연구로도 알려진 사실이다. 천사 같은 아기의 웃음은 아니더라도 한바탕 웃어젖히는 즐거운 웃음에 이와 같은 신비가 숨겨져 있었던 것이다.

한편으로 웃음에는 전염성이 있다. 사람들이 큰 소리로 웃고 있는 모습을 보면, 비록 그들이 웃는 이유를 모르더라도 같이 웃게 된다. 뉴욕시립웃음요법회의 심리치료사 스테판 위스퍼스(Stephen Whispers)는 웃음의 전염성에 대해서 이렇게 말한다.

"웃음이 웃음을 낳는다. 모두 웃으면서 하나가 되는 것이다… 그 장소에 있는 사람이 말기암 환자든, 중증신경질환 환자든 모두가 스트레스에서 해방된다."

이어서 그는 다음과 같이 설명한다.

"누구나가 뇌 속에 얼어붙은 많은 양의 웃음을 죽은 듯이 저장만 하고 있다. 나는 웃음치료사지만, 내 역할은 '자, 크게 웃어봅시다!' 하고 허가만 내릴 뿐이다. '바보가 되자' '스트레스 따윈 쫓아버리자!' '마음을 편안히 갖자!' 하고 말이다. 거기서 그들은 인생을 발견하기도 한다."

이처럼 웃음은 전염성이 강하다. 그래서 다른 사람과 같이 웃으면 훨씬 더 많이 웃을 수 있다.

웃음은 스트레스를 없애준다

현대인은 수많은 스트레스 상황에 놓여 있다. 급기야 서로의 스트레스가 부딪치고 또 이유 없이 짜증이 나서 결국은 폭력을 일으킨다. 이런 극단적인 상황이 아니더라도 대다수는 만성적인 스트레스를 겪는다. 그리고 이들은 요통, 근육통, 위장질환, 알레르기질환 등 크고 작은 고통에 시달린다.

바쁜 직장생활은 우리의 삶과 개성을 존중하지 않는다. 획일적인 사회제도가 우리로 하여금 동일한 양식의 행동을 따르도록 지시한다. 이렇듯 균일하고 강압적인 패턴의 일상생활은 많은 이들에게 스트레스를 주며, 그 결과 사람들은 고통을 받는다.

이렇듯 스트레스가 심한 상황에서도 사람들은 생계를 위해 일터를 떠나지도 못한다. 조직에서 살아남겠다고 사력을 다해 버텨보지만 결국은 뒤쫓아오는 이들에게 떠밀린다. 대다수 월급쟁이의 운명은 이렇듯 하루하루가 불안하다. 그들 대다수의 삶은 이제까지 누군가의 명령대로 움직여온 삶이다. 무조건 시키는 일만 하다가 용도가 다한 사무용품처럼 버려진다. 직장인들은 이런 자신의 운명을 너무도 잘 알고 있다. 그래서 그들의 일상은 불안으로 가득 차고 또 그것이 스트레스를 일으킨다. 특히 위계질서를 따라야 하는 직장인들에게는 상사의 명령과 같은 업무 지시가 엄청난 스트레스를 일으킨다. 게다가 거부할 수 없는, 일방적인 의사소통 방식은 고역이다. 그것은 스트레스를 넘어서 건강에 엄청난 부담을 준다. 실제로 버지니아대학의 신경학자인 제임스 코언(James Cohen)은 "다른 사람의 눈총을 받을 때마다 병원에 가는 횟수가 늘어난다"라고 말한다.

만성적인 스트레스를 겪는 사람은 이따금 정신이 멍해지는 경우가 있다. 스트레스 호르몬이 대량으로 분비되기 때문이다. 스트레스 호르몬은 다른 말로 생존 호르몬이라고 말할 수 있다. 이는 그 옛날 원시인들이 맹수에게서 달아날 때나, 사냥을 나가서 죽느냐 사느냐의 갈림길에 설 때 분비되는 호르몬이기도 하다. 스트레스 호르몬이 분비되면 배가 고프지 않고, 웃음이 나오지 않으며, 배변도 수월하지 않다. 이런 상태에서는 새로운 계획을 세우거나 편안하게 학습하는 것이 거의 불가능하다. 단지 현재의 위험을 모면하는 데에만 모든 신경이 곤두설 뿐이다. 이런 경우에 환자는 몸이 아프다고 호소하는데, 의사는 검진에서 특정한 이상 원인을 발견하지 못한다.

한의학에서 정의하는 스트레스는 우울하고 슬픈 마음이 가득 차서 밑으로 꺼지는 기운이다. 따라서 무거운 기운이다. 또 기운이 자꾸 무거워지면 결국 몸속에 담음(痰飮. 체내 수액이 원활하지 못해서 생긴 병리적인 물질)이 뭉쳐서 각종 질병을 일으키는 요인이 된다.《동의보감》

을 보면 모든 질병의 80퍼센트는 기의 울체(鬱滯), 즉 담(痰)에서 온다고 말한다. 한방에서는 칠정(七情), 즉 기쁨[희:喜]·노여움[노:怒]·근심[우:憂]·생각[사:思]·슬픔[비:悲]·놀람[경:驚]·두려움[공:恐]의 7가지 감정에 따라 몸속 기의 흐름이 달라진다고 본다.

2,500년 전에 히포크라테스는 건강하다는 말의 의미를 몸과 마음의 균형 상태로 보았다. 인체의 생리나 병리(病理)에 관한 히포크라테스의 사고방식은 체액론(體液論)에 근거하고 있다. 체액론은 이제마의 사상의학과 다른 이론이지만, 많은 점에서 닮은꼴이다.

히포크라테스는 인체는 불·물·공기·흙이라는 4원소로 되어 있고, 인체는 그에 상응하는 혈액·점액·황담즙(黃膽汁)·흑담즙(黑膽汁)의 네 가지로 이해했다. 이들 네 가지 체액의 조화가 보전되어 있을 때를 그는 '에우크라지에(eukrasie)'라고 불렀고, 반대로 그 조화가 깨졌을 때를 '디스크라지에(dyskrasie)'라 했다. 후자가 바로 요즘 우리가 말하는 스트레스인데 이 상태에 이른 사람은 병이 생긴다고 히포크라테스는 주장했다.

스트레스를 풀어주는 최상의 방법은 기운을 가볍게 해주는 것이다. 웃음이야말로 가라앉은 분위기를 띄워주는 최고의 수단이다. 최근 세계의 많은 의사들이 우울증이나 중독의 치료, 통증이나 스트레스 감소에 웃음이 효험이 있다는 연구결과를 속속 내놓고 있다.

우울하면 뇌의 작동이 느려진다. 그러면 창의성을 잃게 될 뿐 아니라 친구나 가족과 멀어지면서 혼자 고립되기 쉽다. 이렇듯 마음이 어두운 시기에 가장 필요한 것은 바로 웃음이다. 행복을 겉으로 표현할 수 있는 것이 있다면, 그것은 아마도 웃음일 것이다.

치열한 경쟁에서 살아남기 위해 발버둥치다 보면 어쩔 수 없이 엄청난 스트레스를 받을 수밖에 없다. 그때마다 웃음을 즉시 생산해낼 수 있는 웃음공장이 있다면 이는 대단한 축복이 아닐 수 없다. 웃음이야말로 스트레스를 한 방에 날려버릴 수 있는 최선의 방법일 것이다.

· · · · ·
'제2의 두뇌'와
'제3의 두뇌'를 깨우는 웃음

우리는 몹시 웃긴 상황을 일러 '배꼽 빠지게 웃었다', 혹은 '배꼽을 쥐었다'라는 표현을 쓴다. 웃기는 상황인데 왜 하필 배꼽을 언급할까? 나는 그 이유를 '배꼽'이 우리 몸의 정기(正氣)의 근원이기 때문이라고 본다.

난생(卵生)이 아닌 태생(胎生)의 포유류에게 있는 '배꼽'은 모태의 영양분을 태아에게 공급하는 생명선이다. 배꼽은 생명체에 흐르는 모든 정기의 중심을 이루는 위치에 자리한다. 배꼽은 모든 것이 연결되어 있는 생명의 근원이다. 이제까지 뇌과학은 머리, 즉 두뇌에만 모든 관심을 쏟았다. 그런데 최근 들어서 '제2의 뇌' 이론이 나오면서 배꼽을 정기의 근원으로 보았던 우리 조상들의 혜안이 재조명 받고 있다.

인간에게는 제2의 두뇌인 '내장 두뇌'와 제3의 두뇌인 '심장 두뇌'가 있다는 것이 최근 뇌과학 연구의 결과이다. 그리고 더 놀라운 점은 인간 지능의 대부분은 머릿속 두뇌보다는 새로이 발견된 '제2의 두뇌'와 '제3의 두뇌'로 불리는 내장과 심장 속의 두뇌에서 비롯된다는 점이다. 그래서 최고 수준의 이성적 능력과 가장 뛰어난 능력은 이 세 가지 두뇌가 함께 연동해서 작용할 때 나온다는 것이다. 이는 현대의학과 한의학인《동의보감》이 만나는 한 접점으로도 보인다.

《동의보감》의 첫 장은 정(精), 기(氣), 신(神)이 세 가지 보물이라는 말로 시작한다. 한의학에서는 정, 기, 신을 세 가지 단전(丹田)이라고 하여, 상단전은 신(神)이, 중단전은 기(氣)가, 하단전은 정(精)이 주관한다고 말한다. 신은 지혜 혹은 영성(靈性) 에너지를 뜻하고, 기는 사랑과 감성 에너지이고, 정은 생명의 근원적 에너지다. 정신의 기(神)는 상단전인 두뇌에서 활동하며, 행위의 기(氣)는 중단전인 가슴에서 활동하며, 감정의 기(精)는 하단전인 배꼽 주변에서 활동한다. '세 개의 두뇌'와 '정, 기, 신'의 연관성은 아주 흥미로운 의학적 문제이긴 하지만, 이것을 따져보기에는 내 능력이 부족하다. 이 점을 세밀히 알아보기 위해서는 한의학 전문지식이 더 쌓여야 할 것이다. 다만, 나는 제2의 두뇌와 제3의 두뇌가 웃음과 어떤 연관성이 있는지, 이 점에 주목해야 한다고 본다.

우리의 머릿속에 있는 제1의 두뇌가 인간의 행동에 영향을 미치는 방식은 이미 널리 알려져 있다. 하지만 일반인들에게 내장과 심장이 제2의 두뇌와 제3의 두뇌라는 개념은 다소 생소할 것이다.

《제2의 뇌》라는 책을 출간한 미국 신경생리학자 마이클 거숀 (Michael Gershon)은 '두뇌 오케스트라의 지휘자'로 불린다. 그는 뇌 전체에 광범위한 영향을 미치는 신경전달물질인 세로토닌의 95퍼센트가 내장에서 만들어진다는 사실을 발견하고서 내장을 대뜸 '제2의 뇌'라고 명명했다. 그에 따르면 소화기 신경계는 뇌와 척수에 맞먹는 제2의 뇌의 역할을 한다는 것이다. 그런데 실제로 많은 의학자들이 연구한 내용에 따르면, 내장에는 많은 신경세포와 신경화학물질의 정교한 체계가 있고 또 척수보다는 내장에 더 많은 뉴런이 분포해 있다고 한다.

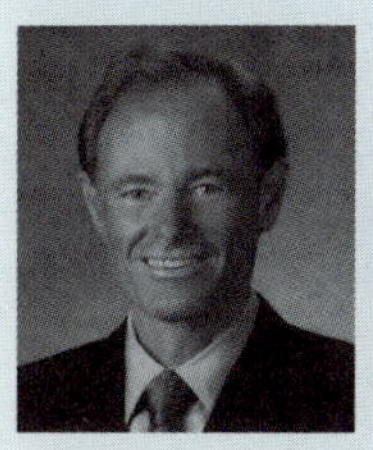
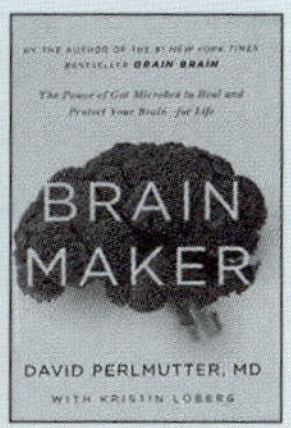

데이비드 펄머터

신경과 전문의이자 미국 영양학회의 회원이다. 신경 퇴행성 질환 연구를 개척한 공을 인정받아 미국 영양학회에서 수여하는 올해의 인도주의상과 라이너스 폴링상을 수상했다. 저서로는 《Better Brain Book》, 《The Grain Brain Cookbook》, 《Brain Maker》 등이 있다.

이를 뒷받침하듯이 데이비드 펄머터(David Perlmutter) 박사는 저서 《브레인 메이커: 당신의 뇌를 치유하고 보호하는 장내 미생물의 힘》에서 "똑똑하고 뛰어난 뇌의 비밀은 바로 장(腸)에 있다"라고 밝혔다. 그는 더 똑똑해지고 싶은 사람은 더 똑똑하게 먹어야 한다고 주장한다. 또 기울리아 엔더스(Giulia Enders)는 《매력적인 장(腸) 여행》이란 책에서 "우울증이 뇌가 아닌 배에서 올 수 있다"라고 말한다. 그의 주장에 따르면, 내장 신경은 두개골 내의 뇌와 연결되어 있어서, 건강 악화나 흥분 등으로 배가 아프거나 장이 쑤시는 데 영향을 준다고 보았다.

장에는 헤아릴 수 없이 많은 신경이 분포되어 있을 뿐 아니라 다른 신체기관에 비해 굉장히 많은 다른 종류의 신경이 있다고 한다. 다양한 신경전달물질과 신경절연물질, 신경회로망부대도 내장에 거주하고 있다고 한다. 이런 복잡한 체계는 내장의 두뇌가 독립적으로 행동하고, 배우고, 기억하고, 우리의 인지와 태도에 영향을 줄 수 있는 원동력이 된다. 마이클 거숀은 유명한 저작《제2의 뇌》에서 이렇게 썼다.

"몸뚱이 위에 있는 뇌 말고도, 우리 인간은 모두가 제2의 뇌를 갖고 있다. 우리는 왜 이 점에 신경을 써야 하는가? 이 질문은 의미가 있다. 인간이 뇌에 신경을 기울이는 것과 같은 이유로 또 다른 뇌에도 신경을 써야 한다는 것이, 이 질문에 대한 답이다. 데카르트는 이렇게 말했다. '나는 생각한다, 고로 존재한다.' 데카르트는 그의 소화기관이 그렇게 시켰기 때문에 그렇게 말할 수 있었던 것이다. 뱃속에 있는 뇌

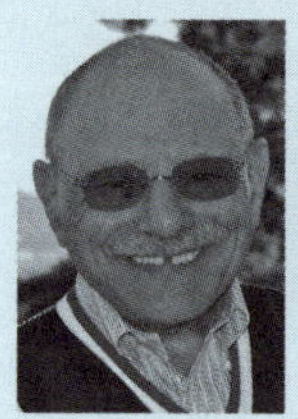
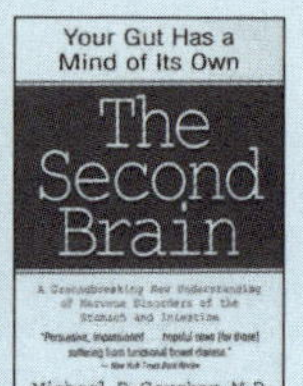

마이클 거숀의 '제2의 두뇌'

소화기관은 단순한 튜브가 아니다. 거미줄 같은 신경조직이 이중으로 소화기관의 벽을 둘러싸고 있다. 소장 벽에 분포되어 있는 신경세포(뉴런)는 1,000억 개가 넘는데, 중추신경기관인 척추의 신경세포 수보다 많다. 이는 매우 흥미로운 사실이다. 소화 과정에서 이루어지는 정보 전달과 통제가 그만큼 중요하기 때문이다. 장은 끊임없이 음식물의 종류, 위치, 크기, 산도, 수분과 전해질의 농도에 관한 정보를 수시로 수집, 분석하여 그 자료를 이웃 소화기관에 전달하여 자동적으로 기계적 움직임과 화학적 소화의 작용을 조절한다. 이 과정의 중요성을 그 반대의 경우로 뒤집어 생각해보자. 설사라는 사태가 그 한 예가 될 것이다. 설사는 음식물이 소화되지 않고 급격히 소화기관을 통과해 배출되는 현상이다. 몸이 흡수하지 못하는 물질이나 독소 등이 들어왔을 때, 혹은 병원균의 감염 등이 있을 때, 신경계는 전 소화기관에 비상신호를 발동하여 음식물을 급히 통과시켜 내보내버린다. 이 같은 장신경계(Enteric Nervous System)의 존재와 역할을 연구한 마이클 거숀이라는 학자는 이러한 시스템을 '제2의 두뇌'라 부른다.

가 정상적으로 일을 하고 있으면, 누구도 그것의 존재에 대해 생각하지 않는다. 그러나 만약 마음이 온통 화장실에 집중되어 있다면, 제대로 사고할 수 있는 사람은 많지 않다.”

그렇다면 ‘제3의 두뇌’라고 불리는 심장의 경우는 어떤가? 1990년대에 새로이 부각된 ‘심장신경학’ 분야의 의학자들은 인간의 머리와는 독립적으로 행동하는 두뇌를 심장에서 발견했다.

1991년 앤드루 아모르 박사는 ‘심장두뇌(heart brain)’라는 개념을 도입했다. 그는 제프리 아델과 공동 편집한 《신경 심장학(Neuro cardiology)》에서 심장 고유의 신경계를 집중적으로 설명했다. 그에 따르면 4만 개 이상의 독특한 신경세포들의 단위와 함께 신경전달물질, 단백질, 지지세포들의 복잡한 조직망으로 구성된 이 심장 두뇌는, 머리 두뇌에 있는 수많은 주요 부위에 버금가는 규모라고 한다. 요컨대 태아의 경우 신경계와 사고하는 두뇌가 개발되기 전에 심장 두뇌가 먼저 개발되며, 그것은 평생 독자적인 기능을 발휘한다. 의학자들은 이렇듯 독립적으로 행동하는 진정한 뇌를 심장에서 발견했다.

누군가 당신에게 “사랑을 어디로 느낍니까?” 하고 물으면, 당신은 머리나 배가 아니라 가슴 왼편, 심장이 있는 자리를 손으로 가리킬 것이다. 그리고 사랑의 느낌을 설명해보라고 하면, 심장이 기쁨으로 충만하거나 기쁨으로 터질 것 같다고 말할 것이다. 이것이 바로 심장이 느끼는 사랑이다. 그런데 이런 느낌을 우리는 어떻게 알았을까? 얼마 전까지만 해도 심장에 사람의 영혼이 있다고 믿던 시절이 있었다.

심장박동에 실린 전기 에너지와 그곳에 담긴 정보는 펄스(pulse)의 형태로 신체의 모든 세포에 전달된다. 이 제3의 두뇌는 대단히 강력하고 정교한 계산능력을 지녔다. 또 내장의 두뇌와 마찬가지로 신경체계가 독립적으로 행동하고, 배우고, 기억하고, 삶에 반응한다. 이 신경체계는 뉴런과 신경전달물질들의 복잡한 연락망으로 이루어져 있다.

앤드루 아모르 박사는 '작은 두뇌'의 정교한 회로 덕분에, 심장이 두뇌에 의지하지 않고 독자적으로 배우고 기억하며, 심지어는 감지하고 느낄 수도 있다고 주장한다. 심장박동에 따라 신체의 모든 부분이 의사소통을 한다는 것이다. 또 신체의 각 부분으로 전달되는 그 파동은 실제 혈액의 이동속도보다 훨씬 빠르다고 한다. 한편으로 심장의 전자기장은 신체에서 가장 강력한 위력을 지닌다. 심장의 전자기장은 두뇌에서 발생하는 전자기장보다 무려 5,000배가량 강력하다. 심장에 의해 전달되는 감정의 전기적 변화는 최소 1.5미터에서 최대 3미터, 혹은 그 이상의 거리에서도 느껴지는 것으로 측정된다.

심장의 기능을 연구하는 미국 캘리포니아 주 소재 하트매스 연구소(HeartMath Institute)의 책임연구원인 몰린 맥크레이터(Molean McCray)는 다음과 같이 말한다.

"심장에도 지성이 있는데, 어떤 이들은 이를 흔히 영혼이나 고차원적 자기, 직감 혹은 내면의 작은 목소리라 부릅니다. '내 심장의 목소리에 귀 기울였더라면' 하고 생각했던 적이 얼마나 많습니까? 심장의 목소리에 귀 기울이지 않으면, 나중에 혼란스러운 것들을 치우느라 시간과 에너지를 허비하게 됩니다"(미미 구아르네리,《심장은 말한다》).

이렇듯 '제2의 두뇌'와 '제3의 두뇌'는 웃음과 아주 밀접한 관계가 있다.

우리가 배꼽을 잡고 웃을 때 폐의 아래에 있는 횡격막이 오르내리며 폐를 공기로 가득 채운 다음, 후두를 통해 공기를 방출한다. 특히 배꼽을 잡고 자지러지는 요절복통의 웃음일수록 내장과 심장에 커다란 울림을 주고 영향을 미친다. 이때 웃음은 혈액에 산소 공급을 활발하게 하고 세포는 더 많은 산소와 영양을 공급받는다. 한편 폐는 보통 때보다 더 많은 공기를 교환하기 때문에 혈액에 산소가 더 많이 공급되어 혈액이 맑아진다.

프랑스의 작가 베르나르 베르베르(Bernard Werber)는 웃음이 일어나는 현상을 자세히 설명한다.

"허파는 공기를 체외로 세차게 배출하기 시작하는데, 이것이 웃음의 '신체적' 과정의 시작이라 할 수 있다. 이어 광대뼈 근육 및 흉곽과 복부의 단속적인 움직임으로 몸은 수축과 이완을 반복한다. 몸의 더 깊은 곳에서는 심장근육과 내장이 경련을 일으킴으로써 일종의 체내 메시지를 방출하여 복부 전체의 긴장을 푼다. 이 이완이 심하면 때로는 괄약근까지 풀어지게 된다.

요약하자면, 우리의 정신은 역설적 혹은 이질적인 성격의 뜻밖의 정보를 소화할 수 없으므로 스스로의 활동을 정지시킨다. 즉, 고장

상태로 들어가는 것이다. 그런데 이 사고는 가장 기묘한 쾌락의 원천이 된다. 더 많이 웃을수록 우리의 건강은 더 좋아진다. 이 활동은 노화를 늦추고 스트레스를 감소시켜준다"(베르나르 베르베르, 《상상력 사전》).

최근의 연구에 따르면, 크게 웃으면 상체뿐 아니라 위장, 가슴, 근육, 심장까지 움직이게 만들어 상당한 운동효과가 있다고 한다. 배꼽을 잡고 크게 웃는 웃음은 격렬한 운동으로도 하지 못하는 내장운동까지 일으킨다. 특히 포복절도할 때엔 신체 내부기관이 진동하면서 혈액순환이 잘된다. 호흡량도 늘어난다. 웃을 때 심장박동수가 2배로 증가하고 폐 속에 남아 있던 나쁜 공기를 신선한 산소로 빠르게 바꿔주므로 웃음은 훌륭한 유산소운동이라 할 수 있을 것이다. 이렇듯 웃음은 우리를 건강하게 하고 스트레스를 한 방에 박살내 버린다.

요컨대 웃음은 신경계통, 호흡계통, 복부, 흉부, 얼굴 및 기타 많은 부위의 근육운동이다. 웃음은 결과적으로 얼굴뿐 아니라 심장, 뇌, 신경 등 인체 내 거의 모든 기관을 움직여 활성화시키면서 '제1의 두뇌'와 '제2의 두뇌'와 '제3의 두뇌'를 격동시키는 역할을 한다.

암 전문으로 유명한 미국의 존스홉킨스의과대학에서 환자들에게 배포하는 소책자 《정신건강》에는 웃음은 '내면의 조깅(internal jogging)'이라고 표현되어 있다. 그렇다. 신체와 마음은 연동되어 움직인다.

4
·····
웃음치료의 효능

웃음으로 신장암을 이긴 남자

나는 '영혼의 웃음법'을 창안한 후, 여러 가지 웃음치료 사례를 살펴봤다. 또 다양한 자료를 수집하면서 독특한 방법으로 웃음치료를 실천하는 이들을 적극적으로 만났다. 그중에서 잊을 수 없는 한 사람이 B씨일 것이다. 그는 매일 새벽 남산에서 손뼉을 치며 웃는 사람이었다. 특히 하, 호, 헤, 후, 히 같은 소리를 내며 큰 소리로 웃었다. 아침 산책을 나선 이들 중에는 그를 보고 이맛살을 찌푸리는 이들도 없지 않았을 것이다. 하지만 대부분의 산보객에게는 이미 익숙한 풍경으로 보였다. B씨 역시 남의 시선을 전혀 의식하지 않은 채 열심히 손뼉을 쳤고, 또 맘껏 웃었다. 그가 그토록 큰 소리로 웃고 손뼉을 치는 이유에는 특별한 사연이 있었다.

2003년에 B씨는 소변에 피가 섞여 나오는 것을 보고 깜짝 놀랐다. 그는 가까운 의원을 찾았다. 하지만 의사는 뭔가 짚이는 게 있는지 종합병원으로 가서 정밀검진을 받으라고 했다. 의사의 말대로 B씨는 검진을 받았는데, 갑작스럽게도 신장암이라는 진단이 나왔다. 그는 서둘러 암 덩어리를 제거하는 수술을 받았다. B씨의 당시 나이

65세였다.

　수술은 성공리에 끝났지만 그것으로 암이 정복된 건 아니었다. 3년 후 암이 간으로 전이되어 간경화 및 간암 진단을 추가로 받았다. 암이 재발한 것을 알게 된 B씨는 체념하지 않고 강한 의지로 무장했다. 그것은 암을 치료하다가 알게 된 웃음치료에 대한 기대가 있었기에 가능했다. 그는 오직 '웃어야만 산다'는 목표를 세웠고, 기왕에 죽을 것이라면 차라리 웃다가 죽겠다는 마음으로 웃음운동을 열정적으로 시작했다.

　B씨의 웃음운동은 자기만의 독특한 웃음법을 만들어낸 것이라서 아주 특이했다. 박수 치며 뜀뛰기 웃음, 어린아이처럼 누워서 양손과 양발을 다 흔드는 웃음, 어깨동무 웃음, 어머니 웃음(양팔로 아기를 안고 있는 형태), 자석웃음(상대방 손을 따라가면서 웃는 웃음법) 등이 그것들이다. 그렇게 열심히 웃음운동을 한 지 6개월 정도가 지나자 그의 몸엔 놀라운 변화가 나타났다. 자장면에 가까운 변의 빛깔이 황금색으로 변했고, 암 덩어리의 크기도 확연히 줄었다. 용기를 얻은 그는 더욱더 웃음운동에 몰입했다. 장소와 시간을 가리지 않고 손뼉을 치면서 큰 소리로 웃는 데 최선을 다했다. 그런데 그의 웃음이 문제를 일으켰다. 평소 큰 웃음소리 때문에 주변 사람들로부터 따가운 눈총을 받긴 했지만, 그것이 그렇게 큰 사건을 일으킬 줄은 몰랐다. 그는 어느 날 근처 옥탑방에 사는 남자로부터 큰 위협을 받았다. 칼을 든 남자가 B씨 앞에 나타난 것이다.

"당신 웃음소리 때문에 잠을 못 자서 돌아버릴 것 같아. 죽여버리 겠어!"

사내는 독기 어린 눈빛으로 칼을 들이댔다. 그는 새벽에 일을 마치고 들어와서 잠을 자야 하는 상황이었는데, 시도 때도 없이 손뼉을 치면서 큰 소리로 웃어대는 B씨 때문에 잠을 잘 수 없었고, 분노를 더이상 참지 못해 칼을 들고 찾아온 것이다. 순간 B씨는 자신의 상의를 훌떡 벗고 아랫배를 보여줬다. 칼로 찌르라고 내민 것이 아니라 배에 새겨진 커다란 수술 자국을 보여주기 위해서였다.

"정말 미안합니다. 하지만 나는 암 환자여서 웃어야만 살 수 있습니다. 이제 더는 수술도 할 수가 없습니다."

'나는 웃어야 살 수 있는 사람'이라고 말하자, 칼을 든 사내는 그냥 돌아설 수밖에 없었다.

이처럼 B씨는 웃음소리 때문에 큰 어려움을 겪었으나 결국 모든 것을 이기고 암투병에 성공했다. 그의 웃음에 관한 이야기는 2015년 국내의 유명 케이블 방송(〈내 몸 사용설명서〉 38회)에서 소개되어 이슈가 된 적이 있다. 그는 웃음으로 불치병을 극복한 다른 출연자들과 함께 생생한 체험을 눈물겹게 증언했다. 방송에서 본 그의 표정은 매우 완고해 보였다. 그는 웃음을 알고부터는 삶이 180도 바뀌었다고 했다. 웃음으로 불치병을 물리친 그는 웃음과 관련한 봉사도 하며 아주 행복한 삶을 살고 있다. 방송 출연 당시 그는 여든 살에 가까운 고령이었는데도 100세 이상은 살지 않겠냐며 천진난만하게 웃었다. 화면 속의 그는 웃음만 있으면 아무 걱정 없다고 했다.

간담도암 4기의 절망에서
기적의 웃음을 터뜨리다

암은 현대의학이 아직도 정복하지 못한 병으로 환자에게 가장 큰 고통과 절망을 안겨준다. 나는 B씨의 사례를 통해서 웃음의 효과가 얼마나 큰지를 다시 한 번 실감했다. 그리고 웃음전문가로 활동하면서 웃음으로 건강을 회복한 이들의 감격을 여러 차례 목격했다. 나는 이들의 기적 같은 이야기를 더 많은 이들에게 들려주고 싶다. 이런 사례들이 누군가에게 희망을 준다면 더없이 좋겠다. 다음의 이야기는 웃음연구자인 이임선 선생이 현장에서 체험한 실제 이야기에서 출발한다.

40대 중반의 여성 J씨는 갑작스런 황달로 병원을 찾았다. 그녀는 '간담도암 4기'라는 청천벽력 같은 진단을 받았다.

"아니야, 그럴 리 없어. 오진일 거야."

암 환자들의 대다수는 맨 처음 암 진단을 받으면 부정의 심리를 드러낸다. 그녀는 제발 오진이기를 바라면서 서울의 종합병원을 찾아갔다. 그러나 똑같은 진단이 나왔다. 그녀는 말기암이어서 수술을 해도 큰 희망이 없다는 의사의 말을 믿고 싶지 않았을 것이다. 그녀는 스스로가 너무도 젊다고 생각했다. 지금의 나이에 세상을 등질 수는 없다고 억울해 했다. 하지 못한 일도 많고 또 앞으로 해야 할 일도 너무 많았다. 그녀는 어떻게든 살아야겠다는 한 가닥 희망을 안고 수술을 받았다. 의사가 했던 말처럼 말기암 환자의 회복은 쉽지 않았다. 수술 이후 수차례 방사선 치료를 받았으나 부작용만 있을 뿐, 별 차도가 없었다.

"선생님, 더 이상 항암제를 맞다가는 제가 견디질 못하겠어요. 제발 다른 방법을 찾아주세요."

담당의사는 간담도암 말기인 경우 10퍼센트의 희망도 없다는 사실을 가족에게 알리고, 향후 항암치료에 대해 결정을 내려주기를 기다렸다. 그때 가족 중 한 사람이 웃음치료 이야기를 꺼냈다. 그녀는 그 말에 귀가 솔깃했다.

"그래. 어차피 죽을 거라면, 사는 날까지 맛있는 음식 먹고 재미있게 놀면서 마음껏 웃다 가자."

그 뒤로 J씨는 항암치료를 그만두고 웃음치료에만 전념했다. J씨는 같은 암 환자들과 어울려서 깔깔대고 웃고 또 박수 치고 하면서 웃음치료를 열심히 받았다. 그녀의 성격이 낙천적이었던 점도 웃음치료에 큰 도움을 줬다. 억지로 웃는 웃음이긴 했지만 그녀는 다른 사람보다 몇 배는 더 많이 웃었다. 웃다 보니 마음이 편해지고 행복한 기분까지 찾아왔다. 또 항암제를 맞지 않으니 자연히 입맛도 되살아났다. 점차 그녀는 생의 활기를 되찾았다. 그 후 어느 날, 컴퓨터단층촬영(CT) 결과를 보고 깜짝 놀랐다. 아니 이럴 수가! 불과 6개월밖에 지나지 않았는데 암세포가 전혀 보이지 않았다. 그녀는 남편과 함께 부둥켜안고 대성통곡했다. 정말 믿을 수가 없는 일이 J씨에게 일어났다.

"내가 완치가 되다니!"

몇 달 안에 죽을 거라고 생각했던 J씨는 자신이 새롭게 얻은 제2의 인생이 믿어지지 않아서 더 큰 소리로 웃었다. 너무나 기뻐서 하늘을 날아갈 것만 같았다. 교회를 다녔던 그녀는 이 모든 일들이 하나님이 일으킨 기적인지, 웃음이 만들어낸 기적인지 애써 구분하지 않았다. 하지만 그녀는 웃음치료를 통해 기적을 맛보았다. 그날부터 J씨는 웃음치료의 전도사로 하루하루를 행복하게 살고 있다.

웃음으로 암을 치료하다,
기적을 과학의 언어로 남기다

웃음의 효과는 나날이 밝혀지고 있다. 그중 가장 놀라운 사실은 암 환자들에게서 일어난 일이다. 종양의 크기가 작아지거나, 다른 부위로 전이되지 않은 것은 물론, 암이 완치되는 사례까지 있다. 이런 결과는 그야말로 기적에 가까운 일들이다. 그러고 보면 웃음에 관해 과거에 나왔던 표현들은 지금도 유효하다.

예를 들면 1621년 로버트 버턴(Robert Burton)이 했던 "웃음은 피를 맑게 하고 젊음과 활기를 준다"라는 조언은, 중국의 고사 '소문만복래(笑門萬福來)' '일소일소 일로일로(一笑一少 一怒一老)' 등과 함께 아직도 새겨들을 말이다. 나아가 이미 5,000년 전에 심신일여(心身一如), 즉 '마음이 신체에 관여한다'라고 한 동양의학의 주장은 이제라도 서양의학이 주목해야 할 것이다.

미국 메릴랜드대학 메디컬센터 예방심장학과의 마이클 밀러(Michael Miller) 박사는 웃음이 심장병 예방에 효과가 있다는 사실을 밝혀냈다. 그에 따르면 심장병의 명약은 웃음이다. 또한 18년간 웃음을 연구한 미국의 리버트 박사는, 웃음이 바이러스나 암세포를 공격하는 NK세포의 활성도를 높여준다는 사실을 증명해냈다. 웃는 사람의 혈액을 분석해서, 웃음이 감염성 질환뿐 아니라 암과 성인병을 예방해준다는 사실을 밝힌 것이다. 이런 연구는 일본 오사카 대학원의 신경기능학 팀에서도 실시했다. 이들은 웃으면 병균을 막아주는 항체 감마인터페론이 분비되는 것을 확인했다.

전 세계 곳곳에서 펼친 이런 연구가 없었다면 많은 이들은 아직도 우연히 웃음으로 암이 나았다고 치부하고 말았을 것이다. 무라카미 가즈오 박사는 이런 우려를 종식시키기 위해 앞서 하나의 가설을 세우고 실험에 임했다. 웃음이 병을 낫게 하는 데 효과가 있다면 유전자 활동에도 틀림없이 변화를 줄 것이라는 의학적 가설이었다. 그는 과학의 언어로 모두가 납득할 수 있도록 하기 위해서 최선을 다해 연구에 몰두했다. 그리고 이 모든 신비효과를 수치로 데이터화해서 의학계에 발표했다.

웃음 명언

웃음은 건강에 유익한 육체운동이다. – 아리스토텔레스

웃음은 전염된다. 웃음은 감염된다. 이 둘은 당신의 건강에 좋다. – 윌리엄 프라이

유머란 깊이 있는 관찰결과를 다정하게 전달하는 방법이다. – 리오 로스튼

웃음과 춤은 중력의 영(靈)으로부터 얼마나 자유로운가를 보여주는 징표이다. 표정과 걸음걸이만큼 사람들의 상태를 잘 보여주는 것은 없다. – 프리드리히 빌헬름 니체

인간의 모든 비밀을 밝힐 수 있는 열쇠는 바로 웃음 속에 들어 있다. – 토마스 칼라일

인류에게 참으로 효과적인 치료제가 있으니 그것은 바로 웃음과 유머다. – 마크 트웨인

웃어라. 그러면 세상도 그대와 함께 웃는다. 울어라. 그러면 그대 혼자 울게 된다. – 엘라 윌러 윌콕스

암을 낫게 하는 3대 요소:
웃음, 식사, 체온 유지

일본 니카타대학 아보 도오루(安保徹) 교수는 2004년 출간된 자신의 저서 《체온면역학》을 통해서 암을 낫게 하는 3대 요소를 발표했다. 그것은 '웃음, 식사, 몸의 체온을 따뜻하게 유지하는 것'으로 요약된다. 그의 주장에 따르면, '웃음'은 이내 건강한 쪽으로 유전자를 바꾸고, 또한 인류 최대의 극악한 병이라는 암 치료에도 뛰어난 효과를 발휘한다고 한다. 또한 '자연 채식, 맑고 깨끗한 식수, 안전한 주택, 긍정적인 마음' 등도 암을 극복하는 필수요소로 꼽았다. 이렇듯 웃음은 암 대체요법 가운데서도 가장 훌륭한 약이다. 그 과정은 다음과 같다. '웃음'이 정서적 '안정'을 부르고, 이는 부교감신경을 활성화하고, 이내 흥분을 진정시키는 신경호르몬이 분비되어 체내의 암세포를 공격하는 림프구 증가로 이어진다. 이는 일본에서 198명의 암 환자에게 코미디를 보여주고 폭소를 터뜨리게 한 후에 NK세포의 변화를 관찰한 실험을 통해서도 확인되었다. 실험에 참가한 암 환자들에게서 NK세포가 증가했다는 것은 웃음의 효과가 그만큼 확실하다는 것을 여

실히 보여준다.

　웃음연구자이자 의사인 이타미 진로(伊丹仁郎)의 연구는 웃음의 항암작용을 증명했다. 그의 연구에 따르면, '웃음으로 NK 활성이 85 퍼센트로 증가'하거나 'NK세포가 최대 6~7배 증가'한다고 한다. 그의 연구는 웃음이 만들어낸 면역파워의 실제적 효과를 충분히 보여줬다. 그는 웃음의 메커니즘도 간단하게 설명했다. 웃으면 뇌에서 베

아보 도오루

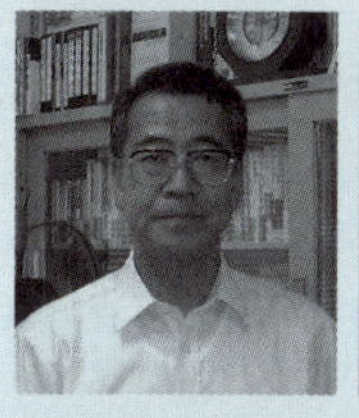
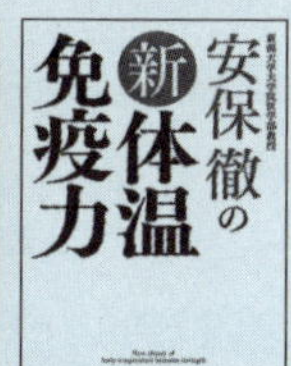

의학박사이자 면역학자로, 도호쿠대학 의학부를 졸업했다. 니가타대학 대학원 의치학 종합연구과 교수로 재직했으며, 1980년 미국 앨라배마주립대학교 유학 시절에 '인간 NK세포 항원 CD57에 관한 단일클론항체'를 개발했다. 1989년에는 흉선외분화 T세포의 존재를 발견했다. 1996년에는 백혈구의 자율신경 지배 구조를 최초로 밝혀내면서 전 세계적으로 주목을 받았다. 이후 1999년에 흉선외분화 T세포가 말라리아 감염을 방어한다는 것을 밝혀냈다. 저서로는 《면역혁명》을 비롯해 《생활 속 면역 강화법》, 《암 면역력》, 《의료가 병을 만든다》, 《약을 끊어야 병이 낫는다》, 《면역진화론》, 《아보 도오루의 면역학 입문》 등이 있다.

이타미 진로

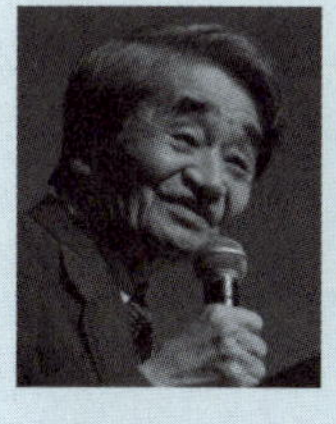
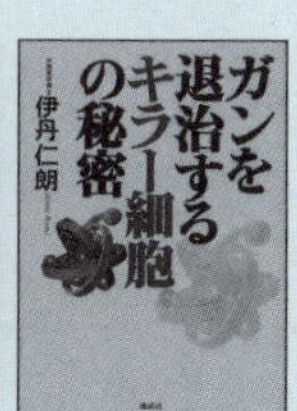

오카야마대학을 졸업하고 정신의학교실에서 대뇌 생리학을 연구했다. 그 이후 심신의학적 측면에서 암·난치병 치료에 종사했다. 1995년 미국 의학박사 학위를 수여했다. 현재 스바루클리닉과, 루이파스퇴르의학연구센터에서 암 치료 및 연구활동에 전념하고 있다. 저서로는 《웃음의 건강학》, 《암 퇴치 킬러세포의 비밀》 등이 있다.

타엔도르핀이라는 쾌감물질이 대량으로 분비되고, 이것이 NK세포를 대량 증식시키고 활성화시킨다는 원리다. 한마디로 '웃음은 바로 NK세포의 영양원이라는 것!' 이 메커니즘이 암을 치료한다는 주장이다.

웃음으로 일어나는 스트레스 해소 효과도 마찬가지다. 웃으면 코르티솔이라는 스트레스 호르몬이 분해되어 소변으로 배설된다. 웃으면 마음이 개운해지는 것도 이것과 관련이 있다. 또 한편으로는 면역 세포가 받아들인 산소가 증가해 NK세포 등의 움직임을 활성화함으로써 환자의 생명력이 그만큼 더 높아진다는 사실이 이타미의 선구적인 연구 이후, 웃음과 암에 관한 몇 가지 연구를 통해 증명되었다.

쓰쿠바대학의 연구에 따르면, 식후 20분간 웃기만 해도 혈당이 40퍼센트나 억제된다고 한다. 나아가 당뇨병 환자들이 평생 복용해야 하는 인슐린 같은 혈당강하제는 부작용을 감수해야 하는 약이란 점에서, 웃음운동은 부작용을 걱정할 필요가 없는 훨씬 안전하고 더욱 효과적인 치료방법이다. 이렇듯 새롭게 나오는 연구들은 이제 환자들이 맹신한 약물복용에 대해서도 우려하기 시작했다.

웃음은 NK세포의 공격력을 높인다

이타미 진로 박사는 〈웃음과 면역능력의 상관관계에 대한 연구〉를 통해 웃음과 면역세포의 움직임에 주목했다. 그는 웃음이 면역세포의 움직임에 영향을 준다고 주장했다. 그 결과 암세포 같은 병원체를 향한 공격력도 크게 높아진다는 점을 밝혀냈다. 웃음으로 활발해진 NK세포가 과감하게 암세포의 세포막에 공격을 취하는 모습도 현미경 촬영으로 포착했다.

'펩타이드(peptide)'란 두 가지 이상의 아미노산이 결합한 것으로, 단백질과 달리 생체활성을 띤다. 대부분의 호르몬이나 미생물을 통해 생산하는 항생물질도 펩타이드의 일종이다. 이러한 펩타이드가 웃으면 뇌 속에서 대량으로 분비된다. 또 펩타이드는 혈액이나 림프액을 타고 온몸으로 운반되는데, 그러면서 일종의 정보전달물질 역할을 맡는다. NK세포 표면에 이 펩타이드가 달라붙으면 NK세포의 기능이 활성화된다. 즉, 암세포에 맞서는 공격력이 높아진다. 그러므로 펩타이드는 NK세포의 '활력원'이다.

후나세 슌스케는 이런 과정을 다음과 같이 간략하게 정리했다.

①웃음 → ②뇌 속의 펩타이드 생성 → ③NK세포에 펩타이드가
결합 → ④NK세포 활성화 → ⑤혈중에 산소를 받아들임 → ⑥코르
티솔 분해 → ⑦NK세포 더욱 활성화 → ⑧암, 감염증에 대한 저항력
증대(《항암제로 살해당하다》).

많은 이들은 궁금해 한다. 치유를 돕는 의사가 환자보다 암에 대해
서 잘 알까? 현재까지 나온 암에 대한 지식과 정보는 오류와 무지로
점철되어 있다. 그중에 하나는 암세포는 영원히 분열, 증식한다는 이
론이다. 하지만 이와 같은 루돌프 피르호(Rudolf Virchow)의 가짜이론
이 곧 사라지는 날을 기대해본다.

일본 니가타대학의 아보 도오루 교수는 저서 《면역혁명》에서 암세
포를 단숨에 해치우는 것은 몸속 면역세포, 즉 킬러세포(NK세포)라
는 점에 주목한 바 있다.

암을 한번에 해치워주는 킬러세포를 발견한 사람은 일본 도호쿠대
학의 면역학자 센도 후지로(仙道富士郎) 박사다. 그는 30여 년 전에 암
의 예방과 치료에 중심적 역할을 하는 킬러세포를 발견했다. 킬러세
포는 한마디로 말하면 암세포를 물리치는 병사다. 이 세포의 공격력
은 주인의 기분이나 감정에 따라 크게 변화한다. 주인이 침울하면 병
사들도 침울하고, 주인이 힘을 내면 병사들도 힘을 낸다. 그중에서도
그는 '웃음'이 가장 큰 전투력을 발휘함을 증명했다.

《웃음의 건강학》의 저자 이타미 진로도 만화가 사토 산페이(サトウ

サンペイ)와 나눈 대화에서 'NK세포'를 언급한 적이 있다. 그에 따르면 우리의 체내에서는 '내추럴 킬러(natural killer) 세포'가 있다. 이 세포는 암세포를 죽인다. 선천적으로 암세포 파괴 작용을 하는 림프구와 같은 일종이다. '내추럴(natural)'은 선천적으로 갖고 있다는 뜻을 품고 있다. 이를 줄여서 'NK세포'라고 하는데, 우리 인간의 체내에는 50억 개 정도가 있다. 이 세포는 암세포를 발견하면 거기에 덥석 달라붙어 암을 없애버린다. 이 활동을 'NK 활성'이라 부른다. 이 세포는 내부에 독소를 갖고 있어서 암세포에 들러붙은 다음, 독소를 주입해 죽인다. 이렇듯 암세포는 'NK 활성'으로 파괴되어 사멸한다. 그것의 분해물은 더 이상 위험하지 않으며, 저절로 분해되어 소변 등과 함께 체외로 배설된다. NK세포의 활약으로 사멸한 암세포는 단순한 노폐물이 된다. 이러한 NK세포의 활약이야말로 진정한 의미의 항암작용이라고 볼 수 있을 것이다.

NK세포의 암세포 공격

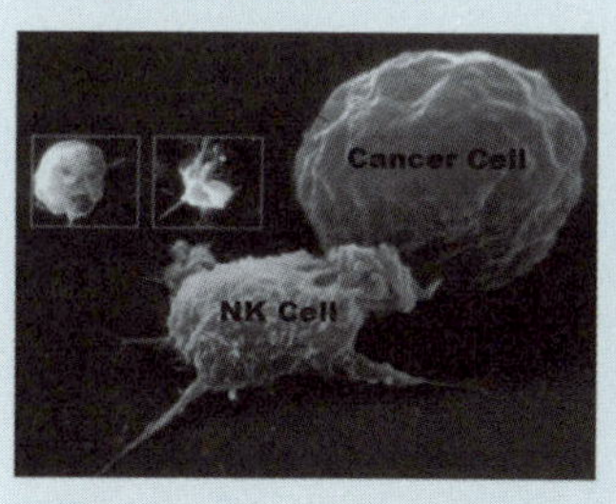

NK세포는 암세포의 영양보급선을 먼저 차단한 뒤 암세포를 무차별 공격한다. NK세포는 우리 몸에서 가장 강력한 면역세포로, 각 세포의 표면에 분포되어 있는 당사슬(안테나 역할)에 의해 암세포가 발견되면 출동 요청을 받는다. 참고로 우리 몸에서는 매일 5,000개 이상의 암세포가 생겨난다. 세포 표면의 당사슬 숫자가 부족하거나 필요한 당사슬이 결여되면 암세포를 인식하지 못해 문제가 생긴다.

미국 텍사스대학 샨트 박사는 구강암 환자들을 대상으로 NK세포의 강도에 따른 생존율 실험을 했다. 그는 치료에 앞서 환자들의 수치를 측정해놓았다. 정도에 따라서 A(강하다), B(보통), C(약하다)의 세 그룹으로 나누고, 치료 후에 이들의 생존율을 비교, 분석했다. 3년 후의 결과를 나타낸 그래프는 확연한 차이를 보였다. 생존율은 A 83퍼센트, B 62퍼센트, C 40퍼센트로, NK세포가 강한 사람의 생존율은 약한 사람의 2배 이상임을 알 수 있다. 이 결과를 보면 암 치료를 위해서는 NK세포를 보다 강하게 만들어야 한다는 것을 알 수 있다.

웃음이 터지고 어느덧 마음에 평정심이 찾아오면, 우리 뇌에서는 강력한 진정효과를 내어 기분을 좋게 만드는 베타엔도르핀이 분비된다. 이런 상황을 니시신주쿠클리닉 원장 다카히라 기하치로(高原喜八郎)는 다음과 같이 설명한다. 웃음은 면역력을 키워주기 때문에 암에 좋다. 특히 베타엔도르핀을 분비한다. 이것은 20년 전부터 많은 논문을 통해 발표되었다. 즉, 웃으면 NK세포의 활성이 강해진다. 시험관에 NK세포를 배양하고 거기에 베타엔도르핀을 떨어뜨렸더니 시험관이 NK세포로 가득 차는 현상이 생겼다. 즉 베타엔도르핀에 의해 NK세포 활성화가 강해진 것이다.

암에 걸리면
희망유전자가 꿈틀거린다

《살아 있다! 그것만으로도 훌륭하다》의 공저자 무라카미 가즈오 박사와 아베 히로유키(阿部博幸) 박사는 이렇게 말한다. "인류에 크나큰 혜택을 준 현대의학도, 이 시점에 와서 벽에 부딪혔다. 수술이나 투약으로 의료사고와 합병증이 늘었으며, 암이나 류머티즘 등 난치병의 치료에도 애를 먹고 있다. 의사 입장에서도 환자를 보고 진찰하지 않고, 사진이나 혈액 데이터를 보고 진단하거나 치료하는 경향이 더욱 강해졌다"며 아쉬워했다.

아베 박사는 덧붙여 "암 환자를 진찰해보면, 다른 병에 걸린 환자와는 전혀 다른 점을 발견한다. 암이라는 진단을 받았을 때부터 남에게 상냥하고 감사하는 마음으로 살게 된다는 점이다. 체내의 유전자가 암에 걸리면 인생의 전부를 볼 수 있게 되기라도 하는 걸까? 이런 환자에게 면역요법의 한 가지인 NK세포요법을 실시하면, 그때부터 생명의 바늘이 마이너스에서 플러스 측으로 기운다. 더욱 많은 '희망유전자'가 스위치 온이 된 것이다. 그리고 믿을 수 없는 기적이 탄생

한다. 말하자면 자연치유력에 모든 불이 켜지는 것이다." 아베 박사는 이어서 말한다. "면역세포 중에서 NK세포는 암세포를 발견하면 무조건 공격부터 가하고 보는 단순한 세포지만, 그 작용은 정말 대단하다. 이 NK세포의 활성이 웃음으로 활발해진다는 사실은 매우 흥미롭다"《항암제로 살해당하다》).

이런 이야기들을 볼 때, 극한상황에 처한 유전자가 희망을 갖기 시작하는 것이 아닌가 싶다. 그러고 보면 나 역시 모든 것에 좌절했을 때, 웃음을 만나고 거대한 희망을 품지 않았던가. 인간은 기본적으로 좌절보다는 희망의 유전자로 지금껏 진화해오지 않았던가.

중국 '상하이 암학교'에서는 말기암 환자가 5년 이상 생존할 확률이 50퍼센트 이상이라고 한다. 그야말로 기적의 치유를 보이고 있는 곳이니, 예의주시할 필요가 있어 보인다. 그런데 이곳의 비밀과 같은 치료법은 이미 널리 알려져 있다. 그 비결은 바로 웃음과 노래라고 한다. 이 두 가지 치료법에는 일맥상통하는 부분이 있다. 일단 배로 소리를 내고, 또 즐거운 노래를 하다 보니 절로 웃는다는 것이다. 노래를 즐기다 보면 어느덧 무아경에 빠진다. 이어서 유쾌한 자기해방의 시간을 맞이한다. 그러다 보면 스트레스가 자연히 해소가 될 것이다.

일본에서는 한때 의학박사 슈토 히로시(周東寬)가 쓴《'엔카요법'으로 젊어지자》라는 책이 주목을 받았다. 슈토 박사는 독특한 치료법인 엔카요법의 실천자로 일본 TV 방송에서 '노래방 닥터'로 유명하다. 나는 그의 음악치료법에 동의한다. 노래로 스트레스를 날리고 그 결과로 NK세포 활성화가 이뤄진다면 인슐린을 복용하는 것보다 훨씬 효과적일 것이다. 노래를 잘하든 못하든, 함께 노래 부르고 함께 웃는 일을 자연스럽게 만들어주는 노래방은 그야말로 일석이조의 치료실일 것이다. 이 같은 연구는 웃음치료가 다방면에서 가능하다는 사실을 또한 보여준다.

마음의 '자율성'이 암을 고친다

니시신주쿠클리닉의 다카하라 기하치로는 암은 마음의 병이라고 주장했다. 따라서 환자 외부가 아니라 내부에서 원인을 찾아야 한다고 보았다. 그런 점에서 암의 병원균은 바로 환자 자신에게 있다고 역설한다. 역으로, 항상 웃으며 명랑하게 긍정적으로 사는 사람은 암에 잘 걸리지 않는다고 주장했다. 실제로 이를 증명한 연구가 있었다.

영국의 한스 아이젠크 교수가 15년간 진행한 연구에 따르면, 자율성이 없는 이들에게 '행동요법(자기컨트롤, 휴식법, 암시법)'을 가르쳐서 자율성을 갖도록 성격을 개조하자, 암 사망률이 10분의 1 이하로 떨어졌다고 한다. 이는 환자의 성격과 암 사망률이 서로 관련이 있음을 증명한다. 좀 더 구체적으로 말하면, '자율성이 없는 은둔형 외톨이(의존형)' 성격군은 약 46퍼센트가 암으로 사망했다. 한편 '자율성'이 있는 성격군의 암 사망률은 0.6퍼센트에 불과했다. 자기제어 능력이 있느냐, 없느냐에 따라 암 사망률이 77배나 차이가 난 것이다. 이러한 수치에서 확인할 수 있듯이, 행복의 원천이 자신에게 있다고 믿는 이들에게는 생명의 큰 힘이 내재해 있다. 따라서 수술이나 화학요법을 받지 않고 암에서 회복된 사람은 모두 자율성이 높은 유형으로 보면 될 듯싶다. 이런 사실로 미루어볼 때, 환자 자신의 '마음가짐'이 암을 극복하는 데 관건이라고 할 수 있다. 바꾸어 말하면 이것은 심리요법(psycho-oncology)이기도 하다.

마음에서 비롯한 암을 고칠 수 있다고 주장하는 사람이 있다.《암은 마음가짐에 따라 낫는다!?》의 편저자인 일본 국립정신신경센터의 가와무라 노리유키(川村則行) 박사다. 그는 심리요법 분야의 권위자다. 일반적으로 암의 원인은 유전자의 결함이나 갑작스런 변이 등 이상 요인의 축적이라고 알려져 있다. 이런 주장에 대해서 가와무라 박사는 암의 요인은 이것만이 아니라고 강조한다. 박사의 주장에 따르면, 우리 몸에는 유전자 문제를 축적시키지 않는 '방위 시스템'이 있는데, 그 속에는 암세포를 제거하는 면역계 세포나 유전자의 오류를 정정하는 효소 등이 있다고 한다(《도쿄신문》, 1994. 12. 22).

그리고 불안·긴장·비탄·갈등 같은 심적 스트레스는 이 '방위 시스템'에 악영향을 미쳐 암을 조장한다는 것이다.

가와무라 박사는 모든 개인이 겪고 있는 스트레스 유발 원인을 하루라도 빨리 찾아내 그 스트레스를 받아들이는 방법과 대처법을 찾으라고 말한다. 그중에서도 자신을 객관적으로 바라보는 것이 중요하다고 지적한다. 이렇듯 나와의 거리두기는 마음을 한결 안정시켜주는 방법이라고 우회적으로 말한다. 어느 면에서 최근의 암은, 어쩌면 자기 스스로가 죽음의 길로 재촉한 부분이 없는지를 더불어서 살펴야 할 것이다. 이런 차원에서 의학은 마음을 연구하는 심리학, 철학, 종교학과도 연관되어 있음을 알 수 있다.

그런가 하면 암은 불치병이 아니라고 강력히 주장하는 이가 있다. 진행성 암이든 말기암이든, 다 나을 수 있다고 확신하는, NPO법인 '암환자학연구소'의 가와다케 후미오(川竹文夫) 씨다. 그는 NHK의 실력 있는 프로듀서로 신장암 수술을 받은 병력이 있는 사람이다. 그는 과거 병마와 싸우는 동안에 자신의 운명을 스스로 제어할 수 없다는 무력감과 불안으로 고통을 받았다. 당시 그가 머릿속으로 떠올린 생각이 있었다. '혹시 암이 낫기 힘든 이유는 불치병이라는 잘못된 선입견 때문이 아닐까?' 그는 완치된 여러 암 환자들을 만나보고 나서 암은 고칠 수 있는 병이라고 굳게 믿었다. 그의 주장대로 우리는 어쩌면 잘못된 신념을 처음부터 갖고 있었던 게 아닐까.

나는 그의 책《암이 행복을 주었다》에서 실증적인 사례를 접하고 크게 놀랐다. 어쩌면 사람들의 나약한 마음이 암을 불치병으로 만들어버렸는지도 모른다. 이제 우리는 그 함정과 거짓에서 빠져나와야 할 것이다. 웃음으로, 또 긍정의 마음으로 암을 치료할 수 있다고 나는 믿는다.

스트레스를 쌓아두는 유형으로 ① 조용하고 자기주장이 약하다 ② 참을성이 강하고 조화를 중시한다 ③ 갈등을 회피하고 순종한다 ④ 방어적이다.
감정표현이 부족한 유형으로 ① 자기 감정을 억누른다 ② 강한 감정은 극단적으로 피한다 ③ 스트레스를 억누른다 ④ 절망감과 무력감이 강하다.

슬픈 마음이 암을 만든다

1967년 영국 글래스고대학의 데이비드 키센(David Kissen) 박사가 500명의 폐암 환자를 조사했을 때 새로운 사실을 하나 발견했다. 암 환자로 진단을 받은 그들의 친형제, 배우자 등이 '어떠한 사연'으로 그들과 헤어졌다는 것이었다. 아마도 그들과 가까운 이들의 죽음이 암 발생에 어떤 영향을 주지 않았을까 미루어 짐작해볼 수 있는 대목이다. 그뿐만 아니라 대다수 폐암 환자가 원래 감정 처리가 미숙했으며, 유아기에 외로웠던 것으로 보고됐다. 이는 암 환자들을 진료하는 의사들 다수가 증언하는 것과도 일치한다. 이런 결과로 알 수 있듯이, 암은 슬픔의 감정이 지속될 때 더 잘 걸린다고 볼 수 있다.

니가타대학의 아보 도오루 교수의 '면역이론'에 따르면, 외로움과 슬픔 같은 스트레스로 인해 우리 몸의 교감신경이 긴장해서 과도하게 활성화(우위)되고, 불쾌호르몬(아드레날린, adrenaline)이 분비되어 과립구가 늘어나고 활성화되면서 염증과 발암이라는 과정을 거친다고 한다. 백혈구의 일종인 과립구가 활발해지면 상대적으로 암과 싸우는 림프구(NK세포 등)가 감소한다. 반대로 웃음으로 쾌감이 늘면 부교감신경이 활성화(우위)되고 쾌감호르몬(아세틸콜린, acetyl choline)이 분비되어, 림프구가 늘어나 활성화되면서 암세포를 공격해 해독이 빠르게 진행된다고 한다.

이를 도식화하면 다음과 같다.

  A. 불쾌감(분노, 슬픔): 교감신경이 우위 → 아드레날린 →
    과립구가 늘어나 활성화 → 염증, 발암
  B. 쾌감(웃음, 즐거움): 부교감신경이 우위 → 아세틸콜린 →
    림프구가 늘어나 활성화 → 해독, 건강

위 두 가지 경로에서 알 수 있듯이, 쾌감은 해독작용을 하므로 암의 치유에 상당히 도움이 된다. 쾌감을 불러일으키는 것이 웃음임을 우리 모두는 이미 잘 알고 있다. 웃으면 암이 사라지는 신비는 바로 이런 원리였던 것이다.

미국 보건과학센터의 조지 거스리 박사는 "웃음만큼 울음도 잠재적으로 몸과 마음을 이완시켜 혈압을 낮추고 긴장을 줄인다"라고 말한다. 실제로 미국에서는 동맥경화 환자 중 소리 내서 우는 사람은 눈물을 흘리지 않는 사람에 비해 심장마비를 덜 일으킨다고 한다. 슬픔을 참는 것보다는 터뜨리는 것이 좋다는 뜻이다. 따라서 우는 과정에서도 스트레스가 해소된다는 것을 의미할 것이다. 스트레스(stress)라는 용어는 원래 15세기에 등장한 공학 용어로서 '압력' '물리적 압박'

등을 뜻했다. 이 압력이 울음이라는 격렬한 과정을 통해 풀리며, 울때 나오는 눈물이 스트레스의 결과로 만들어진 독성 화학물질을 배출해주는 역할을 한다고 한다.

한편 여자가 남자보다 잘 우는 이유는 프로락틴(prolactin)이란 호르몬이 남자에 비해 여자에게 많기 때문이다. 눈물과 스트레스의 관계를 잘 아는 의사들은 "슬플 때 울지 못하면 우리 몸의 다른 장기가 대신 운다"라고 말한다.

정신과 의사들은 환자가 눈물을 보이려고 하면 목 놓아 울라고 조언한다. 의학적으로 볼 때, 우리의 '곡 풍습'은 상주의 한이나 슬픔이 불러일으키는 스트레스를 풀어주는 역할을 했다고 한다. 큰 스트레스로 인한 암을 예방하는 차원에서라도 울음은 웃음과 함께 중요한 감정 표출이다. 그러니 슬플 때는 눈물을 맘껏 흘리는 것이 좋다. 이런 의미에서 웃음과 눈물은 치명적 독소를 씻어내는 역할을 한다.

미국 노스캐롤라이나대학의 그랜트 달스트롬(Grant Dahlstrom) 박사는 의대생 255명을 대상으로 흥미로운 연구를 진행했다. 조사 대상을 분노 수치가 높은 그룹과 분노 수치가 낮은 그룹으로 나눈 뒤, 25년이 흘러 그들이 50대가 됐을 때 사망률을 조사했다. 그 결과, 분노 수치가 높은 그룹은 낮은 그룹에 비해 사망률이 7배나 높았다. 심장질환자도 5배나 많았다. 118명의 법대생을 대상으로 한 연구에서도 비슷한 결과가 나왔다. 분노 수치가 높은 그룹은 이미 20퍼센트가 사망한 반면, 그렇지 않은 그룹의 사망률이 4퍼센트에 불과했다. 달스트롬 박사는 사람을 미워하는 감정이 해결되지 못한 채 마음에 남아 있으면 결국 몸에 좋지 않은 영향을 미친다고 말했다.

미국 미네소타 주 램지재단의 알츠하이머 치료연구센터 빌 프레이 박사에 따르면, 미국 여성은 월 평균 3.5회, 남자는 1.4회 운다고 한다. 또 미국 여성은 남성보다 평균 5년을 더 산다고 한다. 과거에 나는 남자는 평생 세 번만 울어야 한다고 하는 얘기를 주위 어른들로부터 듣곤 했다. 그런 점에서 남자의 울음 횟수는 일면 당연해 보인다. 하지만 이제 이 말은 수정되어야 할 것이다. 슬픔이 찾아오면 그때마다 울어서 스트레스를 없애야 한다.

《뇌내혁명》의 저자 하루야마 시게오는 이렇게 말했다. "울음은 스트레스를 지운다. 뇌는 좋은 호르몬을 만들기도 하고 나쁜 호르몬을 제거하기도 한다. 따라서 울음은 결과적으로 좋은 호르몬을 내는 것과 동일한 효과를 낸다. 왜냐하면 울음은 몸속에 쌓인 나쁜 스트레스를 없애기 때문이다." 그래서 눈물도 웃음만큼 중요하다. 결국 우리의 눈물은 기쁨과 슬픔의 균형을 맞추는 유익한 체액이다. 많은 이들이 맘껏 울고 나면 가슴이 후련해진다고 고백한다. 그때 흘린 눈물에는 스트레스 호르몬인 코르티솔이 다량 함유되어 있다.

또 실컷 울면 혈액순환이 원활해져서 심장병 발병률도 줄어든다는 연구결과도 있다. 빌 프레이 박사의 연구에 따르면, 평소에 마음껏 울면 뇌와 근육에 산소 공급이 증가하고 혈압이 일시적으로 낮아져 심장병 발병 위험이 절반으로 줄어든다고 한다. 이런 슬픔의 과정을 거쳐야 비로소 깊은 치유의 웃음이 깃들지 않을까 생각한다. 과거의 내 경험으로 볼 때도 나는 웃음운동 이전에 큰 울음을 맞이했다. 그리고 그 이후에 찾아온 웃음이 내 몸과 마음을 치유의 과정으로 이끌었다.

숲 속에서 웃음으로 암을 치유한다

산과 숲은 인체 본연의 면역기능을 되살려준다. 그래서 몸과 마음이 아픈 이들은 산을 가까이 한다. 내가 웃음의 효과를 극대화하기 위해 산과 숲을 찾은 이유도 여기에 있다. 산과 숲이 인간에게 주는 선물은 무한해 보인다. 그중에서도 가장 주목할 것은 아마 삼림욕일

피톤치드(Phytoncide)

숲 속의 식물들이 만들어내는 살균성을 가진 모든 물질을 총칭하는 말이다. '피톤치드'는 1943년 러시아 태생의 미국 세균학자 셀먼 왁스먼이 처음으로 발표한 말로, 식물을 의미하는 피톤(Phyton)과 살균력을 의미하는 치드(Cide)가 합성된 말이다. 피톤치드의 주성분은 테르펜이라는 물질이다. 바로 이 물질이 숲 속의 향긋한 냄새를 만들어낸다.

피톤치드는 심리적인 안정감 이외에도 말초혈관을 단련시키고 심폐기능을 강화시킨다. 기관지 천식과 폐결핵 치료, 심장 강화에도 도움이 된다. 이런 효과는 피톤치드의 구성물질인 테르펜을 비롯한 페놀화합물, 알칼로이드 성분, 글리코시드 등이 발휘하는 것으로 밝혀졌다. 한편 피부를 소독하는 약리작용도 하는 것으로 알려져 있다. 산림욕은 산 중턱에서 하는 것이 효과적이라고 한다. 숲 한가운데에서 숲의 향기를 깊이 들이마시고 조금씩 내뱉는 복식호흡을 하면 효과가 훨씬 크다. 또 초여름부터 초가을까지, 일사량이 많고 온도와 습도가 높은 시간대가 효과적인 것으로 알려져 있다(박문각).

것이다. 암 환자들에게 가장 중요한 NK세포를 활성화하는 데 나무가 발산하는 피톤치드만큼 중요한 것도 없을 것이다. 특히 울창한 숲의 음이온은 인체의 자율신경을 조절하고 진정시키며 혈액순환을 원활하게 해준다. 또 심신의 스트레스로 인해 긴장된 신경을 풀어준다. 도시인의 삶은 피로에 물들어 있다. 편안하고 즐거운 기분을 맛보는 것이야말로 더없는 휴식이고 에너지 충전이다. 또한 고요한 내면을 발견하는 나만의 숲이다.

미국에서 쥐를 대상으로 소음과 관련한 실험을 한 적이 있는데, 소음이 많은 환경에서 자란 쥐의 90퍼센트가 암에 걸렸다고 한다. 반면에 숲처럼 고요하고 편안한 환경에서 자란 쥐는 단 7퍼센트만이 암에 걸렸다. 비록 동물실험의 사례이지만, 이 실험으로 삶의 환경이 얼마나 중요한지 짐작할 수 있다. 또한 소음이 얼마나 큰 스트레스 요인인지도 더불어 알 수 있다.

암 예방을 위해서라도 산과 숲을 찾는 일은 더없이 중요하다. 나아가 웃음운동을 맑은 공기 속에서 한다면 더없이 좋은 암 치유의 한 방법이 될 것이라고 나는 확신한다.

· · · · ·
암 환자가 겪는 죽음의 5단계

암 환자에게는 보통 엘리자베스 퀴블러로스(Elisabeth Kubler-Ross)의 '죽음의 5단계'가 찾아온다. 모든 사람이 이런 순서를 밟는 것은 아니나, 대체로 5단계의 여러 감정이 찾아온다. 그 1단계는 '부정'이다. 암 환자는 먼저 의사의 검진결과를 오진으로 생각한다. 2단계는 '분노'다. 건강하고 평범하게 살아온 자신의 삶에서는 있을 수 없는 일이라며 화를 낸다. 내가 무얼 잘못했는지, 스스로에게 화가 나서 따져 묻고 싶다. 3단계는 '타협'이다. 초자연적인 힘을 가진 신이나 의사에게 매달린다. 병만 낫게 해준다면 당신이 원하는 삶을 살겠다고 타협한다. 4단계는 '우울'이다. 무력한 자신의 존재를 깨닫는다. 가족에게 도움은커녕 짐만 된다는 자신의 우울한 감정에 잠식되어 있다. 5단계는 '수용'이다. 죽음을 인정하고 받아들인다. 다섯 단계 중 가장 어려운 단계다. 죽음을 받아들이고 있지만 내면은 절규로 가득 차 있다. 그래서 암 환자들의 표정은 늘 어둡고 굳어 있다.

혹자는 암 환자는 처음부터 웃을 수 있는 환경이 아니라고 말할 수도 있다. 하지만 '제임스-랑게의 이론(James-Lange theory)'에 의하면,

슬퍼서 우는 것이 아니라 우니까 슬픈 것이다. 윌리엄 제임스(William James) 역시 행복해서 웃는 것이 아니라 웃다 보면 행복해진다고 했다. 나는 언제나 큰 슬픔 앞에서는 이 말을 되새겨본다. 기적을 일으키기 위해 이 조언을 실천해보는 것은 어떨까. '웃으니 행복해지고, 울지 않으니 슬픈 일이 애초에 없다.'

퀴블러로스의 죽음의 5단계

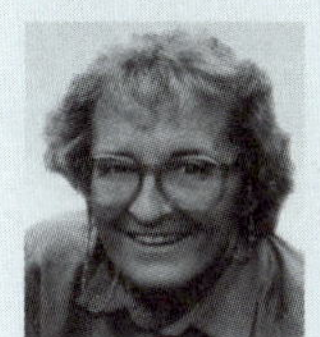

퀴블러로스가 죽음을 앞둔 사람들과 인터뷰하여 묘사한, 임박한 죽음에 대한 심리학적 반응을 가리킨다. 이는 다음의 5단계로 요약된다. ① 부정과 고립, ② 분노, ③ 타협, ④ 침체(절망), ⑤ 수용. 어떤 환자들은 이 단계들을 순서가 다르게 겪고, 어떤 이는 몇 단계 또는 모든 단계를 왔다 갔다 하며 겪기도 하며, 어떤 환자들은 그 단계들 중 어느 것도 겪지 않기도 한다.

제임스-랑게 이론

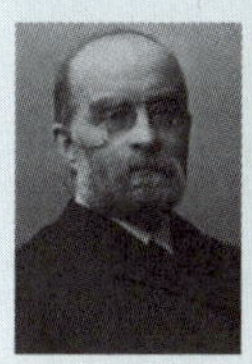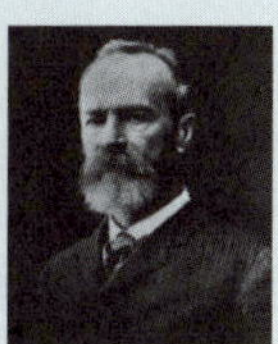

제임스는 사건에 직면하여 발생한 내장기관의 반응(위(胃)의 울렁임 등)과 외현적 행동(도망 등)에 대한 지각을 정서로 보았다. 예를 들면 울기 때문에 슬프고, 도망하기 때문에 무서움을 낀다는 것이다. 생리학자 랑게도 이와 유사한 입장을 취했는데, 다만 그는 혈압 등과 같은 순환기의 변화를 강조했다(《교육심리학용어사전》).

윌리엄 제임스

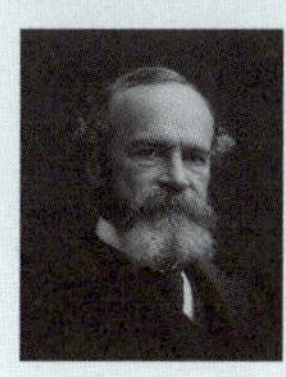

미국의 심리학자·철학자로, '의식의 흐름(Stream of Consciousness)'이라는 용어를 처음 도입했다. 빌헬름 분트와 함께 근대 심리학의 창시자로 일컬어진다.

방송을 통해 알려진
웃음의 효과

언젠가 건강을 주제로 하는 한 방송 프로그램에서 의사를 비롯해 웃음치료로 암을 극복한 이들이 출연해 화제를 모은 적이 있다. 특히 웃음에 관한 그들의 감춰진 이야기가 많은 시청자들에게 큰 감동과 유익한 정보를 제공했다.

면역전문의 조성훈 박사는 우리 몸의 650개 근육 중 231개를 움직이는 1분간의 웃음은 에어로빅, 조깅, 자전거 타기를 10분간 하는 효과가 있다고 했다. 또 박장대소로 15초만 웃어도 100미터를 전력 질주한 것과 효과가 동일하며, 크게 한번 웃기만 해도 윗몸일으키기 25번의 효과가 있다고 했다. 한편 웃으면 1,000억 개의 뇌세포가 반응하여, 맥박수가 늘고 혈압이 높아지면서 모세혈관에까지 혈액이 도달하고 산소가 공급되며, 안압이 높아져 손상된 시신경이 회복된다고 하였다. 그리하여 웃음은 녹내장까지도 치유할 수 있다고 했다.

이 방송에 함께 출연한 이경희 한의사는 우리 몸의 암을 억제하는 면역세포의 70퍼센트가 장에서 만들어지는데, 웃으면 횡격막의 수축

과 이완이 반복되면서 위와 장을 모두 포함한 소화기관의 기능에 영
향을 준다고 했다. 그 결과로 10분간만 웃어도 체형에 변화가 오며,
웃음은 천연진통제로 염증 해소에도 도움이 된다고 했다. 그래서 주
사 맞을 때도 웃으면 덜 아프다며 웃음의 효과를 화제로 삼았다.

한편, 가정의학과 조애경 교수는 체온이 1도 올라가면 면역력이 30
퍼센트 올라가게 되는데, 15초 동안 박장대소를 하면 내부 장기에서
순간적으로 42도까지 온도가 올라가서 암세포를 억제하는 효과가
있다고 전했다.

암세포는 체온이 42도 이상으로 올라가면 활동을 못한다고 한다.
또한 뇌세포가 활성화될 뿐 아니라 횡격막이 확장되어 산소 흡입량
이 4배나 올라가며, 치매에도 도움이 된다고 했다.

나는 일반 시청자가 보는 프로그램을 통해서 이처럼 웃음의 효과
가 알려지는 것을 누구보다 반긴다. 누구라도 웃음을 통해 암을 치유
할 수만 있다면 얼마나 좋겠는가. 나는 모두가 행복해지는 그날을 기
다린다. 프로그램의 제목처럼 '내 몸 사용설명서'를 읽어본 사람이 과
연 얼마나 될까. 특히, 웃음의 효과에 대해 잘 모르는 사람은 또 얼마
나 많을까.

웃음으로 암세포가 살 수 없는
환경을 만들어라

면역학의 대가로 꼽히는 일본 니가타대학 의학부의 아보 도오루 교수는 사람이 암에 걸리는 원인을 '저산소와 저체온' 두 가지로 압축해서 설명한다. 나아가 그는 수술, 항암치료, 방사선치료로 대표되는 현대의학의 암 치료법에 반대한다.

"무조건 수술로 암 덩어리를 잘라내고 항암제와 방사선으로 암을 공격하는데 이것만으로는 암이 치료되지 않는다. 오히려 병세를 악화시킬 뿐이다. 현대의학은 암을 발암물질이 일으킨 유전자 이상으로 해석하지만, 사실 암의 원인은 저산소·저체온이다. 암 발생 원리를 알면 자연히 어떻게 치료해야 하는지를 알 수 있다."

아보 교수는 암의 발생 원인을 파악해 생활방식을 고치는 것이 최고의 처방이라고 주장한다. 그의 주장을 구체적으로 살펴보면 이렇다. 세포 내에는 '해당계(解糖系, Glycolytic system)'와 '미토콘드리아계(Mitochondria system)'라는 에너지 공장이 있다. 해당계는 무산소 시스템으로, 세포 분열과 관련이 있고 순발력을 요할 때 사용되는 에너지

공장이다. 반대로 미토콘드리아계는 산소를 좋아하고, 세포분열을 억제하며, 지구력에 사용되는 에너지 공장이다. 해당계는 탄수화물을 원료로 삼아 당을 분해해서 소량의 에너지를 만든다. 미토콘드리아계는 음식뿐만 아니라 산소를 통해 해당계와는 비교할 수 없을 만큼 다량의 에너지를 만든다. 에너지 생산 측면에선 미토콘드리아계가 효율적인 공장이라고 볼 수 있다. 우리 몸은 이 두 공장을 적절히 활용해 균형을 이룰 때 건강하다. 문제는 이 시스템의 균형이 무너졌을 때다. 스트레스를 받거나 긴장하면 우리 몸은 순발력을 요하는 해당계가 가동된다. 바쁘게 움직일 때 사용하는 에너지를 만들어내는 것도 결국 해당계의 몫이다. 순간적으로 화가 날 때도 마찬가지다. 욱해서 화를 낼 때 사람은 자연히 숨을 멈추게 된다. 숨을 멈춘 상태가 되면 혈류도 멈춰서 저산소 상태가 되고, 체온도 내려간다. 또 탄수화물을 원료로 삼아 당을 분해해서 에너지를 만드는 해당계는 그 과정에서 피로물질인 젖산을 분비한다. 그로 인해 몸이 피곤해지는 것이다.

아보 도오루 교수의 8가지 암 예방법

1. 불안감이나 스트레스에서 벗어나라.
2. 여유 있는 삶의 방식으로 바꿔라.
3. 기분전환, 휴식을 취하라.
4. 몸을 따뜻하게 유지하라.
5. 과음, 과식하지 말고 몸에 좋은 음식을 먹어라.
6. 웃음으로, 감사의 마음으로 살아라.
7. 유산소운동을 하라.
8. 삶의 목표를 향해서 즐겁게 살아라.

스트레스와 고민이 많은 현대인은 해당계를 주로 사용하는 삶을 살고 있다. 산소를 싫어하고 에너지 효율이 떨어지는 해당계를 혹사하다 보면 몸이 저산소·저체온 상태가 지속된다. 산소를 좋아하는 미토콘드리아계의 활동은 자연히 제지당한다. 이어 해당계의 세포분열을 막아야 할 미토콘드리아계가 제 역할을 하지 못하면서 몸의 균형이 무너지기 시작한다. 이렇게 되면 해당계 중심의 삶에 몸이 적응하기 위해 세포의 이상분열이 일어나면서 암이 진행되는 것이다. 아보 교수가 "암은 몸의 적응 현상이다"라고 말한 근거가 바로 여기에 있다.

해당계 우위로 치우친 몸 상태를 미토콘드리아계와 균형을 이루는 상태로 바꾸려면 어떻게 해야 할까? 아보 교수는 다음과 같이 조언한다.

"몸을 따뜻하게 하고 심호흡을 자주 하세요. 악화된 몸의 환경을 개선하기 위한 다양한 노력을 1~2개월만 꾸준히 해도 암세포 분열을 막을 수 있습니다."

일본에서는 아보 교수의 생각에 동의하는 의사 100여 명이 일본 전역에서 임상실험을 하고 있다고 한다. 그는 특히 암 예방을 위한 8가지 수칙을 내놓았다. 그중에는 웃음으로, 감사한 마음으로 살 것을 강조하는 항목이 있다. 이는 앞선 웃음연구자들의 주장과 일맥상통하는 부분이기도 하다.

· · · · ·
부작용 없는 웃음치료가
최고의 암치료

미국의 암 환자 사망자 수가 급격히 줄었다. 1990년에 미국 정부가 3대 암 치료법인 수술, 항암제, 방사선 치료법의 문제점을 인정했기 때문이다. 암으로 진단받은 직후 10~24개월이 지난 환자를 대상으로 조사했는데, 여성, 고수입자, 고학력일수록 '대체요법'을 선택하는 경우가 많았다. 이제 암 치료도 자연치유법이 세계적인 추세로 바뀐 것이다. 이런 사실에서 알 수 있듯이, 그동안 우리가 굳게 믿었던 병원이 실은 병을 '고치는 곳'이 아니라 병을 '키우는 곳'이었다고 생각하면 어떨까. 이 얼마나 무서운 일인가.

일본의 오카야마대학 의학부 부속병원에서 1년간 사망한 암 환자의 진료기록을 살펴본 결과, 80퍼센트 이상이 암이 아니라 항암제나 방사선 등 '암 치료'의 부작용이 사망 원인이었다. 이뿐만 아니라 일본 후생노동성 책임자인 보험국 의료과장조차 "항암제는 아무리 사용하고 또 사용해도 효과가 없다. 이런 약에 보험을 적용해도 되는가?" 하고 의문을 제기한 적이 있다. 일본의 의사 271명에게 암에 걸리면

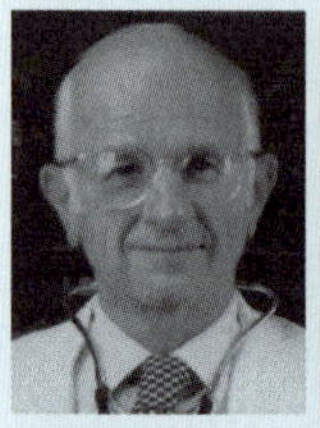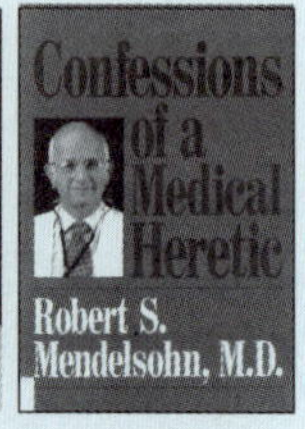

미국 전역의 일간지에 연재된
〈대중의 의사(The People's
Doctor)〉라는 칼럼을 통해
많은 사람들로부터 존경을 받은
미국의 소아과 의사. '두뇌 계발
프로젝트(Project Head Start)'에
참여하여 국가의학 감독관을 맡아
활동했고, 일리노이 의과대학을
비롯한 많은 학교에서 예방의학과
지역보건학 등을 가르쳤다.

자신에게 항암제를 투여하겠냐고 질문했을 때, 270명이 아니라고 대답했다. 심지어 도쿄 대학 의학부 소속 교수 4명은 수천 명이나 되는 환자에게는 항암제를 투여해놓고 정작 자신들이 암에 걸리자 항암제를 거부하고 식이요법으로 암을 고쳤다.

로버트 S. 멘델존(Robert S. Mendelsohn)은 《나는 현대의학을 믿지 않는다》라는 책에서 이렇게 폭로한다. "1973년 이스라엘에서 병원이 파업을 했다. 진찰해야 할 환자 수가 하루에 6만 5,000명에서 7,000명으로 줄었다. 파업은 한 달간 지속되었다. 이때 예루살렘 매장협회의 조사에 의하면 파업기간 중 사망자 수가 절반으로 줄었다. 그리고 파업이 끝나 병원이 다시 치료를 시작하자 사망률은 원래 수치로 되돌아갔다." 이는 병원에서 일어난 불합리한 일들을 적나라하게 보여주는 사례이다. 남미 콜롬비아의 수도 보고타에서도 의사들이 52일간 파업을 하자 환자의 사망률이 35퍼센트나 떨어졌고, 로스앤젤레스의 경우는 18퍼센트 떨어졌다. 그런데 두 곳 모두 병원이 정상적으로 업무를 보자마자 사망률이 파업 이전과 같은 수준으로 돌아왔다.

일본 NPO법인 암환자학연구소에서는 이미 700명이 넘는 암 환자가 자연치유로 암이 축소되거나 완전히 치유되었다고 보고한다. 또 다른 단체인 '암 완치자들의 모임'도 마찬가지로 연간 생존율이 95퍼센트나 된다. 이들의 공통점은 병원에 가지 않고 스스로 암을 완치했다는 점이다. 암이 치유된 이들은 '의사가 포기한 환자'이거나 '의사를 포기한 환자'이다.

의사는 흔히 '암을 퇴치한다'라고 말한다. 말 그대로 '퇴치'일 뿐이다. 그러나 화학항암제의 독은 암세포뿐 아니라 환자의 모든 세포까

'정신장애 진단과 통계 매뉴얼 DSM(Diagnostic and Statistical Mannual of Mental Disorder)'과 제약회사의 야합은 정신이나 마음의 병기(病期)를 먹이로 삼아 성장해온 공생의 역사를 보여준다. 대표적인 예로 《워싱턴 포스트》가 2006년 봄에 낸 보고서를 들 수 있다.

이 보고서를 보면 DSM의 우울증과 정신분열증에 대한 기준 설정 작업에 참여한 모든 전문가가 제약회사와 금전 관계를 맺었으며, 기타 정신적 장애의 기준을 설정하는 작업에 참여한 전문가의 절반 이상도 그와 유사한 타협 관계에 있었다. 이렇듯 정신병의 매뉴얼을 만드는 주체가 DSM이라면, 그것을 돈벌이 매뉴얼로 둔갑시키는 실체는 제약회사다.

실제로 그 둘은 정신병을 먹이로 삼아 떼려야 뗄 수 없는 공생 관계가 된 지 오래다. 1950년대 이래 이들은 '약을 팔기 전에 먼저 병을 팔아라'라는 신조와 슬로건으로 공범 관계를 유지했기 때문이다. DSM이 각종 정신의 병을 만들어내면 제약회사는 그 약을 파는 역할을 맡아온 것이다.

우회적이든 직설적이든, 환자를 밀어붙이려는 거대권력 앞에 억제되거나 잠복된 저항은 습관화되기 쉽다. 숨어든 저항은 몸안에서 게릴라가 되고 레지스탕스가 된다. 약물에 대한 면역과 약물치료의 습관화가 저항의 고질화로 이어지는 까닭도 그와 다르지 않다(크리스토퍼 레인, 《만들어진 우울증》).

지 제거한다. 나아가 맹렬한 발암성으로 새로운 암을 발생시킨다. 최악의 비극은 환자가 원래 갖고 있던, 암세포와 싸워야 할 면역세포를 전멸시킨다는 것이다. 항암제는 면역세포와 암세포를 구분하지 못한다. 그래서 항암제가 한 개의 암세포를 죽이는 과정에서 100만 개나 되는 면역세포와 정상세포를 동시에 죽인다. 그러므로 항암제를 맞아서 신이 난 쪽은 암세포다. 방사선의 부작용은 더욱 심각하다. 방사선은 수술로 약해진 암 환자에게 어마어마한 스트레스를 유발한다. 이 모두가 환자의 면역력 저하로 이어진다.

이제 암 치료는 자연치유에 많은 기대를 걸고 있다. 그중에서도 면역력을 높이고 부작용이 없는 치료법을 찾아야 한다. 아시다시피, 영혼의 웃음은 이런 점에서 더할 수 없이 좋은 명약이다.

웃음은 당뇨병을 치유한다

　현대의학은 최근까지 질병 중심의 의학이었다. 쉽게 말해서, 약물과 시술 위주로 병을 치료했다. 인간의 질병을 거시적 관점에서 전체적으로 두루 살피지 않고 각 장기별로 따로 분리해서 기계적인 접근 방식에만 치중해왔다. 한마디로 전인적이고 통합적인 치료에서 한참 먼 의학이었다. 또한 환자의 미래를 위한 치료가 아닌, 과거와 현재를 위한 치료였다. 질병 중심 의학은 환자가 증세를 호소하면 해당 병기(病期)의 원인을 밝혀내고 치료하는 데 몰두한다. 그러나 반복되는 만성 스트레스성 질환이나 당뇨 등의 질환에는 치료에 한계가 있다. 이러한 관점에서 볼 때 웃음은 만성질환과 당뇨를 치유하는 좋은 방안으로 추천할 수 있다.

　당뇨병은 일반적으로 병원에서 확진을 받기 전까지는 표면적으로 잘 드러나지 않는다. 손쓸 수 없을 때 겨우 발견되는 무서운 병이다. 일본의 사례를 잠시 언급하자면, 일본은 잠재적 환자를 포함해서 한때 당뇨병 환자 수가 1,600만 명을 넘어섰다. 성인 6명 중 1명이 당뇨병 환자인 셈이었다. 이는 국민적 질병이라고 할 수 있을 것이다. 그래서 일본의 웃음연구자들은 웃음의 효과를 검증하기 위해 당뇨병을 연구대상으로 삼았다. 더욱이 당뇨병 지표가 되는 혈당치는 아주 적은 양의 혈액으로 간단히 측정할 수 있어서 보다 효율적이었다. 결론적으로 말하면, 일본의 당뇨병 환자에 대한 혈당치 변화는 웃음으로 호전될 수 있다는 사실을 보여주었다. 이는 지금껏 짐작만 했던, 웃음의 당뇨병 치유 효과를 확인시켜준 것이었다.

당뇨병은 스트레스를 많이 받으면 혈당치가 올라간다. 특히 화가 날 때, 즉 '나쁜 스트레스'를 받으면 혈당치가 올라간다. 여기서 일본의 연구자들은 '좋은 스트레스', 즉 '선의 스트레스'를 받으면, 반대로 혈당치가 내려가지 않을까 하는 역발상의 연구를 시도했다. 즉, 혈당치가 내려간다는 것은 당뇨병 증상이 억제되거나 호전되는 상황을 의미한다.

실제로 웃음연구자 무라카미 가즈오 박사는 19명의 당뇨병 환자를 대상으로 좋은 결과를 얻어냈다. 그는 코미디 쇼에 당뇨병 환자들을 초대했다. 실험에 앞서 혈당치를 재놓고, 만담 공연을 본 이후 폭소를 터뜨렸던 이들의 혈당치를 다시 확인했다. 그 결과는 놀라웠다. 평균 46mg이나 혈당치가 낮아진 것이다. 이것은 웃음의 효과가 드러난 역사상 최초의 데이터였다. 지금까지 아무도 웃음과 혈당치의 관계를 조사한 일이 없었는데, 이 실험결과로 웃음이 당뇨병을 치유한다는 사실을 알게 된 것이다. 이 결과는 세계적으로 권위 있는 미국 당뇨병학회지에 게재되었고 곧이어 로이터통신,《워싱턴포스트》,《뉴스위크》등에도 크게 보도되었다.

현재 이뤄지는 당뇨병 치료는 환자에게 큰 고통을 준다: 그래서 수술도 꺼리는 상황이다. 환자들은 약도 잘 먹으려고 하지 않는다. 약의 부작용 때문일 것이다. 그런데 웃음에는 부작용이 없다. 의사가 당뇨병을 웃음으로 치료한다고 생각하면 정말 재미있는 상황이 벌어질 것이다. 병원 대합실에 코미디언이 붐빌 것이고, 의사는 환자를 위해 농담을 배워야 할 것이다.

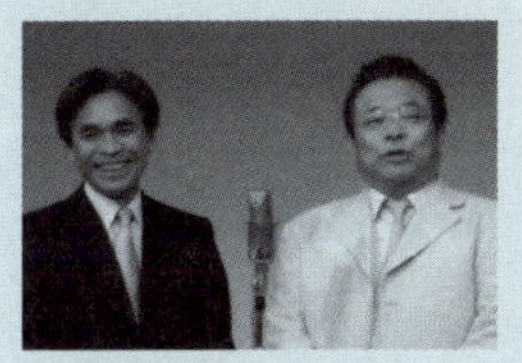

무라카미 가즈오의 실험은 당뇨병 전문병원의 협조를 받아 당뇨병 환자를 대상으로 이루어졌다. 장소는 1,000명을 수용할 수 있는 노바홀이라는 큰 공연장이었다.

환자의 평균연령은 63세였으며 그 연령대에서 좋아할 만한 코미디 배우 요시치(島田洋七)와 요하치(島田洋八)를 출연시켰다(사진). 배우들에게는 이 실험의 목적과 의미를 사전에 얘기했다. 그들의 만담은 관객들을 배꼽이 빠지도록 웃겼다.

식사 후에는 보통 사람들도 혈당치가 오른다. 이들의 첫날 혈당치는 식사 전(혈액 100ml)보다 평균 123mg이나 상승했다. 하지만 코미디 공연을 관람한 이튿날은 77mg밖에 올라가지 않았다. 평균 46mg이나 차이가 난 것이다. 무라카미 가즈오의 이 실험은 당뇨병이 웃음으로 치료가 가능하다는 것을 처음으로 증명했다.

우울증 환자는 맘껏 웃어라,
면역력 활성화가 이루어진다

최근에는 대학병원을 중심으로 웃음연구가 활발하다. 나아가 우울증 환자를 비롯해서 심장병 수술 환자의 합병증 재발 방지를 위해, 웃음치료를 병행하고 있다. 실제로 뇌졸중 환자와 노인을 대상으로 하는 웃음치료는 큰 효과가 있다. 어떻게 뱃속 깊은 곳에서 우러나오는 웃음이 이런 환자들의 건강에 영향을 주는지 신비로운 일이 아닐 수 없다. 특히 우울증에 빠진 환자는 거울을 보면서 활짝 웃어보는 것만으로도 몸과 마음이 상쾌해지는 느낌을 받는다고 한다. 코미디 방송을 보고 맘껏 웃었던 이들은 우울증 환자들이 아니더라도 몸의 변화를 체감할 수 있다. 이는 앞서 말한 웃음연구자 무라카미 가즈오 박사의 코미디 쇼 관람자의 혈당치를 통해서도 과학적으로 입증되었다. 이처럼 웃음은 자연이 인류에게 선사한 최고의 '치유 선물'이다.

스트레스로 인한 NK세포의 활성 저하는 우울증 환자에게도 나타난다. 이렇게 저하된 수치를 반대의 상황으로 끌어올릴 수 있는 것 역시 웃음일 것이다. 이때 NK세포는 인체의 자연면역 역할을 수행할 수 있다. NK세포의 활성은 면역능력 그 자체라고 볼 수 있다. NK세포는 T세포나 B세포 같은 면역세포와 달리, 자연 그대로의 상태로 암화세포, 감염세포를 가장 먼저 알아채고 그것들을 없애는 작용을 한다. 다시 말해서 생체를 암이나 감염증으로부터 방어하는 기능을 한다.

후나세 슌스케 박사의 주장에 따르면, 심신에 심한 스트레스가 가해지면 뇌의 시상하부에서 부신피질자극호르몬방출호르몬(CRH)이라는 물질이 나와 뇌하수체를 자극한다. 그러면 뇌하수체에서 부신피질자극 호르몬이 분비된다. 그 자극으로 부신피질에서 코르티솔이 생산되어 방출되는데, 이것은 스테로이드 호르몬의 일종이다. 코르티솔은 단백질과 지방을 분해해 혈당치를 상승시키고 면역을 억제하며, 심한 스트레스를 받을수록 혈중농도는 급격하게 상승한다. 그래서 '스트레스 호르몬'이라는 별명이 붙어 있다.

스트레스를 최대로 받았을 때, 코르티솔의 혈중농도는 20배 이상 폭발적으로 증가한다. 그 효과의 반감기는 8~12시간이다. 따라서 혈중 코르티솔 농도를 측정하면 스트레스를 어느 정도로 받는지 알 수 있다. 실제로 우울증에 빠진 사람의 대부분이 이 스트레스 호르몬의 수치가 높다. 우울증은 그 증상만 봐도 스트레스가 원인이다. 체내의 NK세포 같은 면역세포군은 코르티솔의 농도가 상승하면 그 작용이 억제되고 수가 급격히 떨어진다. 때문에 전체적인 면역력이 빠르게 저하된다. 정리해보면, 스트레스 → 혈중 코르티솔 농도 상승 → NK세포 감소 → 면역력 저하가 되는 것이다(《항암제로 살해당하다》).

일본의 가마타 의사는 갱년기장애로 우울증을 앓고 있는 여성 14명을 대상으로 실험을 했다. 참가자 전원에게 사흘간 ① 찰리 채플린 ② 미스터 빈 ③ 요코야마 야스시(橫山やすし)와 니시카와 기요시(西川きよし) 만담 콤비의 비디오를 보여준 뒤, 이들의 상태를 다시 측정했다. 결과는 상태가 호전된 것으로 나타났다.

웃음은 이처럼 우울증에도 큰 효과가 있었다. 이와 더불어, 웃음은 우울증 환자가 아니어도 심박수를 낮춰주고 스트레스를 완화시킨다는 연구결과도 있었다. 캔사스대학의 연구는 진실한 웃음과 거짓웃음, 중립 표정과 억지로 입을 크게 벌려 웃는 등 다양한 실험을 진행했다. 결과는 억지로 웃는 표정의 사람도 큰 효과를 본 것으로 나타났다. 이로써 웃는 표정만 지어도 실제로 더 행복해진다는 것을 알 수 있다.

나는 2009년 영국 카디프대학 연구팀이 주도한 연구도 흥미롭게 생각한다. 보톡스를 주사한 여성들과 그렇지 않은 여성들, 이 두 집단을 대상으로 우울증과 불안 상태에 관한 설문조사를 했는데, 얼굴을 찌푸릴 수 없는 보톡스를 맞은 집단은 그렇지 않은 집단에 비해 우울증과 불안감이 한결 덜했고 더 행복한 것으로 나타났다. 이 연구결과를 통해 나는 웃음의 효과에 대해서 보다 넓게 생각할 수 있었다.

이외에도 많은 웃음전문가들이 말하는 대로 '웃지 않는 사람의 면역 시스템은 제대로 작동하지 않는다'는 사실이 증명된 사례가 있다. 그래서 웃음연구자들은 병마와 싸우는 이들에게 항상 긍정적으로 살고, 또 웃으라고 조언하는지도 모른다. 나는 그동안 스스로 면역 시

스템을 막강하게 키운 이들을 많이 만났다. 그들은 웃음이 보내주는
면역 생체신호를 체험한 이들이었다. 그들은 매일매일 웃으며 자신의
삶에서 웃음을 최고로 여기는 긍정적인 사람들이었다.

하회탈처럼 웃어라,
우울증이 사라진다

우울증은 보통 '마음의 감기'로 비유된다. 또 '마음의 암'이라고도 한다. 그러나 우울증은 감기처럼 그저 평범한 질병으로 분류할 수 없다. 우울증에 걸린 이들은 우리가 알 수 없는 무거운 표정으로 살아간다. 그뿐만 아니라 말까지 어눌하게 한다. 또한 그들의 증상은 가족에게도 영향을 끼친다. 그러므로 우울증은 혼자만의 질병이 아니라 가족 모두에게 빛과 어둠처럼 영향을 끼치는 병이다. 우리의 마음은 몸에도 영향을 준다. 그러한 이유로 그들의 표정은 굳어 있게 마련이다. 그들의 표정은 하나같이 불안하며, 빛깔에 비유하자면 회색 톤에 가까워 보인다.

우울증을 치료했던 한 전문의는 우울증의 실체를 연구하기 위해 환자들이 공통적으로 보이는 행동을 따라 해본 적이 있다고 한다. 그 중 하나가 습관적으로 내뱉는 한숨 쉬기였다. 그들은 걱정이 있을 때마다 한숨을 습관적으로 토해냈다. 2주간 의도적으로 한숨을 쉰 의사는 실제로 자신에게 우울증 증세가 나타나기 시작했음을 알아챘다. 한숨이 토해질 때마다 자신의 의지와는 무관하게 의욕이 사라졌다. 그리고 곧이어 죽고 싶다는 생각도 찾아왔다고 한다. 다음의 사례는 이임선 웃음연구자가 환자들로부터 얻어낸 결과다.

그는 우울증을 앓고 있는 부부에게 한숨이 나오려는 순간 의도적으로 입꼬리를 올려 10초간 유지하도록 했다. 입꼬리가 올라가면 한숨이 나오려다가도 들어가는 모양새가 된다. 그리고 서로 눈이 마주칠 때마다 "사랑해"나 "고마워"라는 말을 하도록 해서 서먹한 분위기를 누그러지게 했다. 2주 뒤, 정신과 진료를 받으러 온 부부는 한결 기분이 좋아졌다고 했다. 그들이 웃음치료를 시작하고 어느덧 3개월이 지났다. 우울증을 앓고 있던 부부의 얼굴이 환해졌다. 처음 보았을 때보다 훨씬 행복한 인상이었다. 당신들께 어떤 웃음이 가장 효과적

폴 에크먼

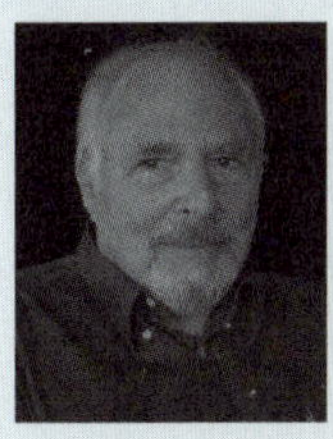
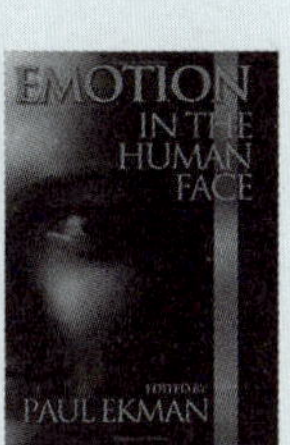

표정, 몸짓, 목소리만으로 거짓말을 알아내고, 상대방이 어떤 감정 상태인지를 알아내는 비언어적 커뮤니케이션 분야의 세계적 전문가. 시카고대학 명예문학박사와 애들피대학 명예문학박사 학위를 받았고 현재 캘리포니아대학의 명예교수로 재직 중이다. 미국심리학회 과학공로상(1991)과 미국심리학협회 윌리엄 제임스 펠로우상(1998)을 수상한 바 있다. 미국 폭스TV에서는 그의 연구를 바탕으로 〈Lie to me〉라는 범죄심리 드라마를 제작, 인기리에 방영했다. 1978년 얼굴 움직임을 체계적으로 묘사한 '최초의 얼굴 지도'인 '얼굴 움직임 부호화 시스템(FACS, Facial Action Coding System)'을 만들어냈으며, 미국 FBI, CIA 등 세계적 범죄용의자의 심리분석 자문가로 활동 중이다. 저서로는 《얼굴의 심리학》, 《감정의 세계》, 《왜 아이들이 거짓말을 할까》, 《다윈과 얼굴의 표정》 등이 있다.

이었냐고 물었을 때, 아내는 주저없이 '하회탈 웃음'을 꼽았다. 하회탈을 가만히 바라보고 있으면 자신도 모르게 하회탈처럼 입꼬리가 올라간다. 그리고 입꼬리가 올라가면 행복해 보인다. 이것이 바로 폴 에크먼(Paul Ekman) 박사가 말한 안면 피드백 효과인데, 이들은 하회탈을 보고 큰 위안과 행복을 받았던 것이다.

이임선 연구자에 따르면, 우울증 환자뿐만 아니라 치매 환자 역시 웃음이 없다고 한다. 이는 그가 7년간 조기 치매 검사를 하면서 알게 된 사실이다. 그들은 표정 근육이 굳어서 결국 웃지 못하게 된다. 이런 상황에 놓인 이들에게 그는 일명 '치매예방웃음'이라는 운동을 권한다. 두 사람이 마주 앉아 내 허벅지 한 번, 상대의 손바닥 한 번, 내 허벅지 두 번, 상대방 손바닥 두 번을 치는 것이다. 이런 식으로 9회까지 반복한다. 이때 입으로 개수를 헤아리면 안 된다. 말 대신 웃음으로 개수를 헤아린다. 개수가 늘어날수록 웃음소리를 높이는 것이다. 속도까지 높여간다면 효과가 훨씬 크다고 한다.

보통 우울증 환자는 자신이 언제 웃었는지 기억하지 못한다. 실제로 언젠가부터는 웃을 일이 없다고 생각한다. 말 그대로 희망이 없는 삶을 살고 있다. 그들의 내면에는 남들이 알 수 없는 슬픔과 불안, 분노가 있을 뿐이다. 하지만 이 모두는 웃음으로 치료가 가능하다.

우리나라는 OECD 국가 중
자살률 1위

"우울이란 무엇인가? 그것은 감각에 대한 무능력이며, 우리의 육체가 살아 있음에도 불구하고 죽어 있는 느낌을 가지는 것이다. 그것은 슬픔을 경험하는 능력이 없는 것일 뿐만 아니라 기쁨을 경험할 능력도 없는 것을 말한다. 우울한 사람은 슬픔을 느낄 수만 있어도 크게 구원을 받을 것이다"라고 말한 이는 에리히 프롬(Erich Fromm)이다.

생각해보면, 누구나 한번쯤은 우울한 감정에 사로잡히지 않았을까 싶다. 젊은 시절, 우산도 없이 비를 맞거나, 누군가의 시(詩)를 읽다가 울컥한 일이 있을 것이다. 수많은 사람들이 이렇듯 자신도 모르게 멜랑콜리한 감정에 빠져들 때가 있다. 이처럼 가벼운 우울은 어쩌면 푹 쉬라고 몸이 보내는 가벼운 신호일 수도 있다. 이때의 우울은 몸과 마음의 에너지를 충전시켜주는 순기능으로 이해할 수 있지 않을까. 그런데 현대인의 우울증은 이렇듯 낭만적인 것과는 사뭇 거리가 있다. 요즘의 우울증은 누구나 한번쯤 겪는 스쳐 지나가는 우울함의 범위를 넘어서 지구 전체를 뒤덮어버리는 암울한 병에 가깝다.

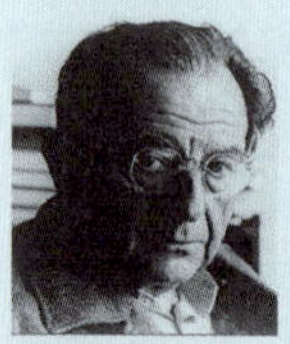

독일 프랑크푸르트 암마인 출신의 심리학자. 인간의 심리와 사회의 상호작용을 깊이 탐구했으며, 문화의 병폐를 고치는 데 정신분석학의 원리를 적용함으로써 심리적으로 균형 잡힌 '건전한 사회'를 발전시킬 수 있다고 믿었다. 프로이트의 영향을 받았으나 무의식적 충동을 강조함으로써 인간심리에 대한 사회적 요소의 역할을 경시하는 프로이트의 태도에 반대하여, 개인의 인성을 생물학적 조건뿐만 아니라 문화의 산물로 규정했다. 저서로 《자유로부터의 도피》, 《건전한 사회》, 《자조적 인간》 등이 있다.

현재 전 세계적으로 해마다 1억 명 이상이 우울증에 시달리고 있다. 나는 웃음을 연구하다가 웃음과 대척점에 있는 우울증의 심각성을 알았을 때 깜짝 놀랐다. 더 놀란 것은 2000년 한 해만 해도 약 100만 명이 자살을 했는데, 그중에서 60퍼센트 이상이 우울증을 겪은 사람이었다는 점이다. 이는 같은 해 전쟁과 범죄로 목숨을 잃은 이들과 맞먹는 수치다.

우울증 환자는 기하급수적으로 증가해 50년 전에 비해 10배나 늘어났다. 이런 추세를 반영하듯이 세계보건기구는 다가오는 2020년에는 '우울증'이 모든 연령에서 암이나 심장병을 넘어서 발병률 1위를 차지하는 질병이 될 것으로 예상한다. 더욱 심각한 문제는 대다수의 사람들이 우울증의 심각성을 모른다는 점이다. 왜 이토록 우울증에 무관심할까? 사람들은 우울증에 어느 정도의 편견을 갖고 있다. 특히 이 병을 정신이상과 관련해서 생각하는 것이 그렇다. 그래서 우울증 치료를 받는 사람은 자신의 우울증 병력을 감추고 싶어 한다. 실제로 그 사실이 바깥에 알려지는 것을 두려워한다. 모두들 쉬쉬하고 덮어버리는 사이에 심각한 병인 우울증이 알게 모르게 우리 사회의 치부가 되어버린 것이다.

보통의 인간에게는 어떤 것을 하고 싶다거나 이루고 싶다는 자기

나름의 목표가 있다. 그런데 자신의 모습이 그 목표와 너무 동떨어져 있어서, 그것을 달성할 수 없을 것 같은 상황에 직면하면 우울감이 찾아온다. 그때는 모든 것이 우울의 감정 아래에 있다. 이런 상황의 감정을 극단적으로 보여주는 것은 우울증과 자살의 상관관계 지표일 것이다. 우울증 환자의 15퍼센트가 자살을 시도했다고 한다. 역으로 자살자의 80퍼센트가 우울증을 앓는 것으로 추산된다.

잘 알려진 사실이지만, 우리나라의 자살률은 OECD 국가 중 1위다. 최근 한국인의 《질병 부담 보고서》에서도 20대 한국인의 건강을 위협하는 대표 질병 1순위가 우울증으로 나타났다. 우울증은 남자보다 여자가 약 2배나 더 높게 나타났다. 하지만 자살률은 오히려 남자가 여자보다 4배나 높았다. 또 한국 대학생의 12퍼센트가 우울증 증세를 보인다는 조사결과도 나왔다.

사실 요즘 들어 내가 주목한 것은 노인 자살률이다. 통계청이 발표한 2011년 사망원인통계에 의하면, 65세 이상 노인 10만 명당 79.7명이 자살로 세상을 떠났다. 80세 이상 노인의 경우 10만 명당 116.9명이 자살로 생을 마감했다. 많은 노인들이 사회와 가족의 외면 속에서 자살을 선택한 것이다. 산업화와 민주화에 성공해서 이만큼 잘 사는 나라를 만들어놓은 신화의 주역들이 자신이 만들어놓은 고독과 외로움 속에서 이 세상을 떠난 것이다. 이 수치는 복지국가를 꿈꾸는 우리에게 끔찍한 통계가 아닌가 싶다.

우울증 환자는 자신이 얼마나 큰 궁지에
몰려 있는지 모른다

요즘 젊은이들에게 직장은 재미있는 공간이 아니다. 그 삶의 터전은 그야말로 보이지 않는 경쟁과 골치 아픈 인간관계, 고용 불안 등이 지속적으로 발생하는 공간이다. 특히 과중한 업무로 스트레스를 받는 공간이다. 그래서 직장인들은 틈만 나면 일터에서 도망치고 싶어 한다. 하지만 스트레스는 직장인들만의 문제가 아니다. 가정주부도 학생도, 또 TV 속에서 만나는 연예인들도 불안과 스트레스를 호소한다. 믿기 힘든 일이지만 유명 연예인이 우리가 모르는 공황장애 등을 앓다가 갑자기 은퇴를 선언하는 경우도 있다.

가벼운 우울증의 대부분은 스트레스나 환경변화에 적응하지 못하는 적응장애다. 하지만 스트레스를 줄이고 환경변화에 신경을 썼는데도 원래대로 돌아가지 않는다면 우울증의 단계에 이른 것이다. 이러한 우울증은 스트레스로만 발생하는 것이 아니다. 별다른 계기도 없이 중증 우울증을 앓거나, 이유 없이 가을부터 겨울까지 우울해지는 사람도 있다. 내성적인 성격이라서 앓는 소리를 하지 못하거나, 다른 사람에게 도움을 요청하지 못하는 사람이 우울증에 걸리기 쉽다. 이미 한계상황을 넘어섰는데도 좀처럼 남에게 자신의 상태를 호소하지도 못하고 상담도 요청하지 못하는 사람은 언제 무슨 일을 당할지 모른다.

자살이나 과로사한 사람들의 다수는 주변에서 그들에게 조금만 신경을 써주었더라면 극단적인 상황으로까지 가지는 않았을 것이다. 진즉 누군가와 소통을 하거나 전문가의 도움을 받아서 1~2개월 쉬기만 했더라도 한 생명을 살릴 수 있었을 것이다. 하지만 대부분의 우울증 환자는 자신이 얼마나 큰 궁지에 몰려 있는지를 깨닫지 못한다. 우울증 전 단계에서 힘든 점을 토로하고 도움을 요청할 수 있다면 더할 나위 없을 것이다. 괴롭고 어려운 일이 생기면 즉각 상사나 동료에게 도움을 요청해야 한다. 어떻게든 자신의 힘으로 극복하려고 하거나 참다 보면 상처가 덧나게 된다.

그러나 우울증이 무조건 나쁘기만 한 것일까? 우울증을 가진 사람이라고 너무 무시하지는 마시라. 역사적으로 볼 때, 우울증을 앓고 있던 많은 이들이 사회에 엄청난 기여를 했다. 역사상 위대한 인물 중에는 한때 불안과 우울에 빠졌던 이들이 많다. 예컨대 아이작 뉴턴, 에이브러햄 링컨, 루트비히 판 베토벤, 버지니아 울프, 미켈란젤로, 빈센트 반 고흐 등이 심한 우울증 환자였다는 사실을 여러분은 알고 있었는가.

미국 역사상 가장 큰 업적을 남긴 대통령은 링컨이다. 그러나 그가 극심한 우울증 환자였다는 사실은 잘 알려져 있지 않다. 동서양을 막

론하고 우울증은 오래전부터 정신병 취급을 받았다. 특히 남자가 우울증을 앓는 것은 사내답지 못하다는 통념으로 이어졌다.

링컨은 어린 시절에 어머니를 잃었다. 또 형제들이 연속적으로 병으로 죽었다. 이런 불운을 겪으면서 그의 성격은 차츰 우울한 정서로 변했다. 결정적인 것은 사모하던 여인 앤의 죽음이었다. 그녀의 장례식 날, 링컨은 앤의 무덤 위로 쏟아지는 빗방울을 보며 가슴이 아프다고 말했다. 그날 이후로 링컨의 심리적 고통은 더 깊어졌다. 그는 한동안 권총을 휴대한 채 숲 속을 배회하거나 하는 특이한 행동을 보였다. 몇 주 동안이나 스스로도 알 수 없는 행동을 했다. 당시의 상황을 지켜보았던 링컨의 스승 그레이엄은 "그때 링컨은 자살하고 싶다는 말을 자주 했다"라고 했다. 법률 파트너였던 윌리엄 헌든에게 보낸 편지에서도 당시 링컨의 심리상태를 잘 알 수 있다.

"나는 지금 이 세상에서 가장 비참한 사람입니다. 내가 느끼는 이 감정이 온 세상 사람들에게 퍼진다면 이 지상에는 행복한 얼굴을 할 사람이 아무도 없을 것입니다. 나는 죽거나 회복되거나 둘 중 하나입니다. 그러나 회복되지 않으리라는 예감이 강하게 듭니다. 당신이 나에게 언급했던 그 문제는 당신 좋을 대로 처리해주세요. 나는 그 문제를 돌볼 처지가 못 됩니다."

링컨의 편지를 받은 윌리엄 헌든은 "그가 걸어 다니면 그의 몸에서 멜랑콜리가 빗물처럼 뚝뚝 흘러내렸다"라고 회상했다. 그런 링컨이

어떻게 우울증을 극복하고 대통령까지 되었
을까. 링컨은 유머로 자신의 우울증을 다스렸
다고 한다. 그의 삶은 10대 후반과 20대 초반
까지는 우울하지 않았다. 우울하기는커녕 기
발한 아이디어와 좋은 매너 그리고 재치 있는
유머로 좌중을 사로잡은 유쾌한 성격의 청년
이었다. 링컨은 천성적으로 유머가 풍부했고
재치가 있었다. 그리고 이 모든 것을 통제할
줄 아는 사람이었다.

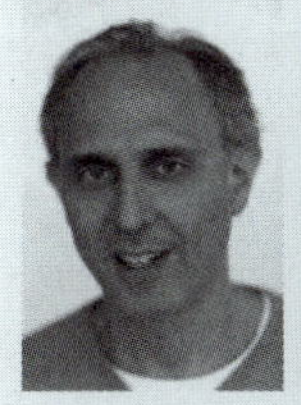
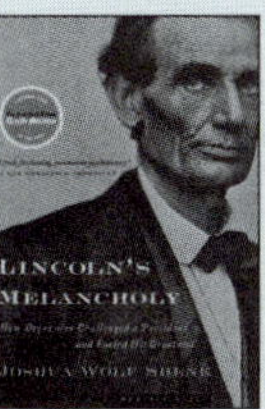

문필가이면서 학자. 또한 《워싱턴
먼슬리》의 편집자이며 뉴스쿨
유니버시티의 교수이다. 그는 현재
에이브러햄 링컨 탄신 200주년
기념위원회의 자문위원으로 활동
중이다. 저서로는 《링컨의 우울증》이
있다.

링컨의 우울증은 사실 사랑했던 연인의 죽
음도 영향을 주었지만, 어느 면에서는 가족력
때문이라고 말할 수 있다. 조슈아 울프 셍크(Joshua Wolf Shenk)가 쓴
《링컨의 우울증》이라는 책을 보면 링컨의 아버지와 어머니는 모두 정
신병력을 갖고 있었다. 그의 가계에 정신병력이 있었다는 점은 이곳
저곳에서 드러난다. 링컨의 작은할아버지는 법정에서 자신의 정신이
'혼미하다'라고 증언했다. 링컨의 한 사촌은 우울증과 조증이 번갈아
나타났고, 또 다른 사촌의 딸인 메리 제인 링컨은 13년 동안 정신이
상을 앓다가 일리노이 주립병원에 감금되었다. 정신병으로 계속 고생
하던 링컨가의 한 사람은 이를 일컬어 '링컨가의 저주'라고 말했다. 하
지만 의지가 강했던 링컨은 우울증이라는 강력한 적에 맞서서 싸우
는 방법을 끊임없이 찾았다. 그는 아주 우울하고 슬픈 감정에 빠져들
때면 자신만의 유머를 찾았다. 우울증은 일단 회복했다 하더라도 재

발할 때가 가장 힘든데, 링컨도 예외는 아니었다. 그도 우울증의 두 번째 발병을 맞았고 예전처럼 다시 자살충동이라는 심리상태에 빠져들었다. 그 무렵의 링컨을 아는 사람들은, 그의 방에서 면도칼이나 기타 위험한 물건들을 없애야 했다고 증언한다. 하지만 이번에도 링컨은 강력한 의지력을 발휘한다. 링컨은 자신의 우울증을 없애고자 마지막 순간까지 몸부림쳤다.《링컨의 우울증》에서는 당시의 상황을 이렇게 묘사했다.

"그는 종종 사람들이 보는 데서 눈물을 흘렸고, 감상적인 시를 암송했다. 엉뚱한 순간에 유머를 하고 만담을 했다. 자신의 생존을 위해 웃음이 필요하다는 말도 했다. 젊은 시절 그는 자살을 이야기했고, 나이 들면서는 이 세상이 너무 힘들고 어둡다는 이야기를 했다. 이 세상에 이처럼 비참함이 넘쳐나는 것은 운명과 하느님이 그렇게 되기를 원했기 때문이라는 말도 했다."

그런 그가 어떻게 우울증을 극복한 것일까? 흔히 유머는 고통을 가리는 가면이라고 한다. 유머를 잘 구사하는 사람은 그 내면에 깊은 고통을 감추고 있다. 링컨이야말로 그런 사람의 대표적인 경우가 아닐까. 링컨은 우울증이 몰려오면 사람들을 모아놓고 유머책을 읽었다고 한다. 그러면 사람들은 링컨의 익살스런 표정에 빠져들어서 하나가 되었다고 한다. 결과적으로, 링컨의 유머와 시 낭송은 그에게 위안을 주었고, 삶을 지탱하는 큰 지혜가 되었다. 아이러니한 일은, 링컨은 자신의 우울증 때문에 더 열심히 살았다는 점이다. 결국 링컨은 자신이 앓는 우울증 덕분에 대통령에 당선될 수 있었다. 어찌 보면 링컨은 우울증을 극복의 대상이 아니라, 하나의 발판으로 삼아 적극 활용한 사람이 아닌가 싶다.

웃음치료로 우울증을 극복한 노부인

링컨의 사례에서 알 수 있듯이 유머는 우울증의 치료제다. 나는 이 사례를 보고 유머가 동반되는 웃음을 떠올렸다. 링컨이 유머로 자신의 우울증을 치료했다면, 나는 내가 발견한 '영혼의 웃음법'을 통해서 이 암울한 병을 치유할 수 있을 거라고 생각했다. 이것은 내 개인적인 생각이 아니라 웃음치료에 관한 여러 자료를 기초로 한 확신이었다.

우울증은 개인의 고통뿐만 아니라 주변의 가족들도 무척 괴롭게 만드는 병이다. 그래서 우울증 환자의 가정은 집안 분위기 전체가 암울하다. 한마디로 집안 분위기가 어둡다. 가족들 모두가 우울증 환자가 되는 느낌이다. 나는 이런 우울증을 경험적으로 잘 알고 있다. 아들의 아토피 때문에 아내와 나는 우울증 환자처럼 살아야 했다. 그때를 생각하면 지금도 마음 한쪽이 무겁고 아프다.

우울증이 얼마나 힘든 병인지를 알 수 있는 사례가 있다. 다음은 이요셉 웃음연구자가 현장에서 경험한 사례다(《웃음으로 기적을 만든 사람들》).

　여성 K씨는 7년 동안이나 우울증을 앓는 어머니를 위해 웃음세미나를 찾았다. 그녀는 해맑은 얼굴에 자신감 넘치는 미소를 지었다. 알고 보니 그녀는 잘나가는 방송인이었다. 그녀는 어머니의 우울증을 고치기 위해, 자신이 먼저 웃음을 배우고 싶다고 했다. 그녀의 집안은 가난하거나 불우한 환경이 아니었다. 어머니는 상당한 미인으로, 젊었을 때 K씨의 아버지가 그 웃는 모습에 반해서 청혼을 했을 정도였다. 그런데 어느 날 갑자기 찾아온 우울증은 K씨의 어머니를 완전히 다른 사람으로 바꿔놓았다. 마냥 착했던 어머니가 섭섭한 말을 들으면 참지 못하고 상대방에게 면박을 주었고, 매사에 초조해 했다. 사소한 일에도 벌컥 화를 냈다. 또 만사가 귀찮다며 종일 침대에 누워 있었다. 딸 K씨는 저 사람이 '우리 엄마 맞나?' 싶을 정도로 낯설었다고 한다. 처음에는 어머니의 우울증을 고쳐보려고 온 가족이 나섰다고 했다. 그래서 병원에도 가고, 의사의 권고에 따라 가족여행도 다니고,

우울증 예방을 위한 십계명

첫째, 작은 일에 지나치게 얽매이지 않는다.
둘째, 스트레스의 원인을 파악한다.
셋째, 스트레스를 받을 때 자신의 반응을 분석한다.
넷째, 회피하기보다는 해결하고자 한다.
다섯째, 과거에 지나치게 집착하지 않는다.
여섯째, 생활환경에 변화를 준다.
일곱째, 자신감을 갖고 긍정적으로 생각한다.
여덟째, 선택과 포기를 분명히 한다.
아홉째, 항상 대화하는 생활습관을 가진다.
열째, 자신을 구속하고 있는 자기만의 규칙에서 벗어난다.

어머니를 위한 깜짝 이벤트도 준비했다. 그런데 어머니의 이유 없는 분노와 짜증은 나날이 더 심해졌다. 자연히 아버지의 귀가 시간은 늦어졌고 가족들 간의 대화도 멀어졌다. 이런 속사정을 모르는 이들은 쑤군거리기 시작했다. "남편이 멀쩡하게 살아 있겠다, 자식들도 남부럽지 않게 살고 재산도 있는데, 복에 겨워서 그러는 거야." 하지만 어머니는 꾀병을 부리거나 복에 겨워서 그러는 것이 아니었다. 그녀는 잠이 들었다가도 금세 일어났다. 뜬눈으로 밤을 지새우기 일쑤였다. 살고자 하는 욕구도 사라졌고 식욕도 없었다. 당연히 몸이 말라갔고 두통, 오한, 현기증, 변비가 어머니를 괴롭혔다. 보다 못한 K씨는 어머니를 우울증 치료에 능하다는 한 대학병원으로 모셨다. 전문의와 상담이 이어졌고 대화가 통했는지 어머니는 점차 안정을 되찾는 듯싶었다. 상담 효과와 약의 효능으로 어머니의 불면증은 사라졌고 우울증 증세도 호전되는 듯했다. 가족들은 기억조차 희미해진 예전의 단란한 시절을 떠올리며 좋아했다. 그런데 또 다른 부작용이 일어났다. 어머니의 체중이 갑자기 불어난 것이다. 아무래도 복용하는 약의 부작용 같았다. 살이 찐 정도가 보통이 아니었다. 보는 사람이 민망할 정도였다. 그런 어느 날 어머니는 혼자서 병원을 찾아가 담당의사를 만났다.

"약의 부작용 탓인지 몸이 너무 불어나고 다시 우울증이 찾아오는 것 같아요. 무슨 방법이 없을까요?"

"오늘부터 다른 약을 처방해드릴게요."

"그러면 새 약은 몸이 불어나는 것을 막을 수 있나요?"

"그건 장담할 수 없지만 그동안 처방한 약은 2년 동안 양을 조금씩 늘려왔는데 더 늘리는 것은 무리일 것 같으니 다른 약을 처방해드릴 게요."

그 자리에서 어머니는 모든 것을 깨달았다. 그동안 자신의 우울증이 점차 치료되고 있다고 믿었는데 단지 약물에 의존하고 있었던 것이다. 부작용으로 몸은 산처럼 부풀었고 이제 또다시 다른 약에 의존해야만 했다. 순간 어머니는 분노가 치밀었다. 치료를 거부하고 병원 문을 박차고 나선 어머니는 집에 있던 약을 모조리 쓰레기통에 던져버렸다.

그날부터 어머니는 다른 사람으로 변신했다. 늦었지만 이제부터라도 자신의 힘으로 우울증을 몰아내리라 마음먹었다. 가족들과 대화하려고 노력했고 햇볕을 많이 쬐는 것이 좋다고 해서, 손주와 산책하는 등 걷기운동에도 몰입했다.

"나, 어떡하니! 빨리 병이 낫고 싶은데. 이 지긋지긋한 병에서 벗어나서 예쁜 손주들 손잡고 동물원에도 가고 싶은데. 난 죽어도 이 병 안고 저세상에 가고 싶지 않아."

가족들은 어머니를 위해 온갖 협조를 아끼지 않았다. 가족들이 교대로 나서서 어머니의 규칙적인 운동을 도왔고 K씨는 우울증에 좋다는 약초도 구해다 드렸다. 스트레스를 줄이는 아로마 요법을 실시하기도 했다. 그런데 약물에 의존하던 어머니는 약물효과가 떨어지자 자신을 통제하지 못하기 시작했다.

어머니는 에어컨 바람을 싫어해서 선풍기를 틀어놓고 여름을 보냈는데 그날은 열대야가 너무 심해서 누구도 잠을 잘 수 없는 지경이었다. 가족들은 가까운 한강공원에 나가서 밤을 지내기로 결정했다. 그런데 문제는 어머니였다. 한강에 나간다고 하니까 소풍 가는 어린아이처럼 좋아하면서 옷을 차려입던 어머니가 갑자기 노기 띤 얼굴로 소리쳤다.

"너희들 한강에 나가서 뭐하려는 거지? 설마 나를 빠뜨려 죽이려는 건 아니지?"

이쯤 되면 우울증을 넘어서서 치매의 수준에 이른 상황이었다. 아무리 가족이라지만 참는 데도 한계가 있었다. 때마침 K씨는 웃음치료가 우울증에 효과가 있다는 정보를 접하고 지푸라기라도 잡는 심정으로 웃음세미나에 참가했다. 어머니를 모시고 나오고 싶었지만 어머니는 교육을 받을 수 있는 상태가 아니어서 혼자 참석했다. 웃음세미나에 참가하면서 K씨는 웃음의 힘에 대해 알게 되었고 왜 웃으면서 살아야 하는지를 깨달았다.

아마 내가 웃음세미나에서 느꼈던 감동을 K씨도 비슷하게 겪은 모양이었다. 집으로 돌아간 그녀는 어머니에게 그동안 배운 웃음요법을 시연했고 단박에 효과를 본 듯싶다. 그녀는 어머니에게 재미있는 개그 프로그램을 틀어주었고, 이내 두 모녀는 깔깔깔 신나게 웃었다. 머쓱해 했던 어머니도 웃음보를 터뜨린 딸을 따라 웃기 시작했다.

K씨는 어머니에게 '웃음치료의 아버지' 노먼 커즌스의 이야기를 들려주었고 많이 웃고 햇볕을 많이 쬐라고 부탁했다. 아니, 부탁만 한 것이 아니라 때로는 생업을 제쳐두고 어머니를 웃음의 삶으로 인도했

다. 여러 날이 지나고, 딸은 어머니를 웃음세미나 장소로 안내했다. 그곳에서 본격적으로 웃음치료를 받게 했다.

이제 K씨의 어머니는 모든 것이 달라졌다. 집에만 있던 그녀는 바깥으로 나다니는 체질로 변했다. 길에서 우연히 사람을 만나도 환하게 웃었다. 주변 사람들은 어머니가 옛날의 모습보다 더 밝고 명랑해졌다고 한다. 이제 어머니는 사소한 일에도 깔깔거린다. 어느덧 불면증과 우울증에서도 벗어났다. 이 모든 것이 K씨가 웃음을 배워서 어머니에게 전파한 지 두 달 만의 일이라고 한다. 이 모두가 웃음이 낳은 기적이었다.

이와 같은 사례를 통해서 나는 웃음이 최고의 명약이라는 것을 다시금 확인할 수 있었다. 또 해마다 전 세계 1억 명의 우울증 환자를 '영혼의 웃음법'으로 치료할 수 있다는 확신을 가졌다. 이런 상상보다 더 행복한 일은 없을 것이다. 전 세계에서 자살하는 100만 명 중 60퍼센트 이상이 우울증 환자라면, 나는 이 영혼의 웃음법으로 60만 명의 자살을 막아보고자 한다.

나는 영혼의 웃음법이 우울증뿐만 아니라 외상 후 스트레스장애, 공황장애, 조현병(다중인격), 의존증(중독), 기분장애, 불안장애, 알코올의존증, 약물의존증, 수면장애 등 현대사회의 대표적인 마음병을 고칠 수 있다고 확신한다. 나는 나의 소명이 무엇인지 비로소 알게 되었고 사람들 마음의 고통을 치유해주고 싶었다. 더불어 나는 웃음을 연구하는 동안에 긍정심리학이란 학문이 어떤 형식으로든 내게 영향

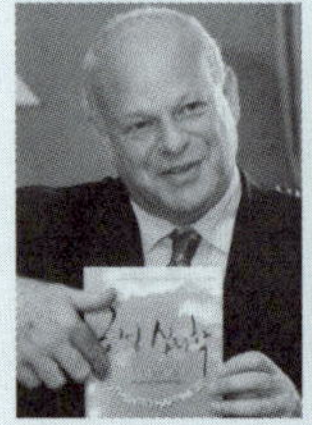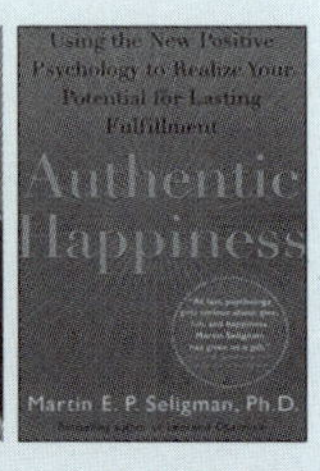

긍정심리학의 창시자이며, 학습된 무기력이론, 우울증 분야의 최고 권위자다. 그는 미국심리학회 회장을 역임했으며, 현재 펜실베이니아대학 심리학과 교수로 재직하며 차세대 지도자를 육성하는 폭스 리더십(Fox Leadership) 프로그램을 담당하고 있다. 또한 펜실베이니아대학 긍정심리학센터 책임자로 활동하며 긍정심리학회의 조직 확대와 활성화에 힘쓰고 있다. 저서로는 《학습된 낙관주의》,《낙관적인 아이》,《당신이 바꿀 수 있는 것과 바꿀 수 없는 것》 등이 있다.

을 준 것을 기쁘게 생각한다.

긍정심리학은 1998년 마틴 셀리그만(Martin Seligman) 펜실베이니아대학 심리학 교수가 창시한 것인데, 탄생한 지 채 20년이 되지 않았지만 긍정심리학 강의는 10년 이상 하버드대 학생 5명 중 1명이 듣는 가장 인기 있는 강의라고 한다.

왜 사람들이 이토록 긍정심리학에 열광하는 것일까. 아마도 긍정심리학의 압도적인 치료효과 때문일 것이다. 개인 심리치료를 받은 그룹의 경우 20퍼센트의 환자가, 개인 심리치료와 항우울제를 병행한 그룹의 경우 8퍼센트의 환자가 우울증이 호전된 것으로 나타났다. 반면 긍정심리치료를 받은 그룹은 무려 55퍼센트가 호전됐다고 한다. 긍정심리치료는 긍정심리학의 요소에 포함된, 행복을 만드는 연습도구를 사용한다. 이 도구는 웃음치료처럼 흥미롭다. 그리고 한번 터득하고 나면 K씨 어머니의 사례에서 볼 수 있듯이 '자기강화적'이다. 다시 말해 스스로 만들어가는 것이 핵심 요체이다.

이미 긍정심리학은 전 세계적으로 확산되어 교육, 심리, 경영, 경제, 의학, 종교 등 사회 각 영역에서 놀라운 효과를 보이고 있다. 최근에는 이러한 긍정심리학이 현대사회에서 일어나는 분노, 불안, 무기력,

좌절, 우울증을 해결할 수 있는 유일한 대안으로 떠오르고 있다.

나는 영혼의 웃음법과 긍정의 심리학을 접목시킬 수만 있다면 대단한 시너지 효과를 기대할 수 있겠다는 희망과 더불어, 앞으로 웃음연구를 더욱 심화, 확장해야 하는 과제들을 생각해보았다. 어쩌면 이 일은 내가 평생 짊어지고 가야 할 과제인지도 모른다. 웃음이야말로 인류가 앓는 우울증을 치료하는 최고의 '해피 드러그(happy drug)'가 아닌가 싶다.

웃음은 아토피를 치유한다

웃음연구자들은 면역계가 강해지면 감염성 질환이나 알레르기 질환, 특히 아토피 피부염도 호전된다고 말한다. 아토피 환자들에게 면역계의 강화는 매우 중요하다. 이런 이유로 아토피 환자들이 웃음에서 더 큰 희망을 찾는지도 모른다.

우리는 앞서 암 환자에게 코미디를 관람하게 했더니 자연 면역력을 담당하는 세포가 활성화된 사례를 보았다. 동시에 아토피성 피부염 환자의 증상이 호전됐다는 사실도 확인했다. 이처럼 웃음은 자연 치유력, 즉 면역력을 높이는 효과가 크다.

세계 최초의 '웃음에 의한 암 치료' 연구자 이타미 진로 박사는 NK세포의 증가와 함께 다른 연구성과도 내놓았다. 아토피 피부염의 경우, 웃은 환자의 90퍼센트가 개선되었고, 웃지 않은 환자는 10퍼센트밖에 낫지 않았다. 또한 웃음은 뇌의 혈류를 20퍼센트나 증가시켰다. 결과가 이러하니 이제 '아토피 환자는 더 웃어야 한다'라고 해야 하지 않을까 싶다.

일본의 아토피 치료 전문지 《아토피 나비》의 한 특집기사에는 "웃음이나 음악으로 우리 마음을 안정시켜주는 것이 아토피를 이겨내는 데 중요하다"라고 하는 말이 나온 적이 있다. 이 기사에 따르면, 아토피는 알레르기 반응이 강하게 나타나면서 생긴다. 알레르기는 면역반응의 기본인 항원항체반응이 과잉으로 진행되었을 때 발병한다. 다시 말해 체내 면역 시스템에 이상이 생긴 것이다. 사토병원의 기마타 하지메(木俣肇) 의사는 이렇듯 문제가 있는 면역 시스템을 웃음으로 치료할 수 있다고 말한다. 그의 이런 주장은 알레르기 환자를 대상으로 한 실험에서도 확인되었다.

이 의사는 알레르기 환자에게 찰리 채플린의 〈모던 타임스〉와 〈미스터 빈〉 같은 코미디 영화를 여러 편 보여주고 변화를 관찰했다. 실험에는 아토피 검사방법의 하나인 '프릭테스트(prick test)'가 사용되었다. 프릭테스트는 팔의 피부 표면을 전용 바늘로 쿡쿡 찌르고 여러 가지 알레르겐(allergen) 물질을 도포해 그 결과로 알레르겐을 지정하는 방법이다. 그 물질에 의해 알레르기 반응이 생기면 두드러기처럼 피부가 부풀어 오르거나(팽진), 피부 표면이 빨갛게 변한다(홍진). 실험에 참가한 이들에게는 먼저 '팽진'을 유도해서 직경이 몇 밀리미터인지 그 크기를 측정했다. 그다음에 19명의 참가자들에게 영화 〈모던 타임스〉를 보여주었다. 실험한 결과, 피험자의 팽진 크기가 모두 작아진 것으로 나타났다. 이로써 웃음의 효과로 알레르기(팽진반응)가 호전되는 것을 증명했다.

이처럼 웃는 것만으로도 아토피성 피부염이 좋아질 수 있다. 이와 같은 기적의 메커니즘은 의외로 간단하다. 알레르기 반응 정도는 항체 수치로 확인된다. 항체(IgE)는 체내에 침입한 이물질(항원: 알레르겐)을 발견하면 그것을 전력으로 공격하고 합체하여 체외로 배설한다. 이때 항체가 필요 이상으로 많이 증식해서 과잉 공격을 하는 것이 알레르기 반응이다. 결국 항체수치가 높을수록 알레르기 반응이 심하고, 반대로 수치가 낮으면 알레르기가 호전된다. 그 수치는 혈액검사를 통해 비교할 수 있다.

그런데 항체수치의 증감에 크게 작용하는 존재가 있다. 바로 혈세포이다. 인간 면역반응의 지휘관과 같은 역할을 하는 1형(Th1), 2형(Th2)의 두 종류가 있다. 통상 이 두 지휘관은 서로를 억제하여 균형을 이룬다. 이 균형이 무너져 2형 쪽으로 기울면 갑자기 아토피에 걸리기 쉬운 체질로 바뀐다. 이 시소와 같은 헬퍼T세포의 균형에 커다한 영향을 주는 것이 웃음이다. 우리의 일상이 스트레스로 가득 차면 2형 쪽으로 기울고, 편안한 생활을 하면 2형이 점차 감소한다. 정리해서 말하자면 '①웃는다 → ②이완 → ③2형 감소 → ④항체수치 감소 → ⑤알레르기 반응 감소 → ⑥아토피 개선'이라는 메커니즘이 된다. ①~⑤까지의 변화에 따라 아토피(팽진, 홍반 등)가 호전되는 것이다. 이러한 결과로 아토피 환자는 웃기만 해도 피부염이 낫는 것이다(《항암제로 살해당하다》).

기마타하지메클리닉 원장 기마타 하지메 박사는 더 나아가 웃음이 기관지 천식, 꽃가루알레르기같이 눈에 오는 알레르기성 결막염에도 효과가 있는 것을 알아냈다. 그는 기관지천식 환자에게 영화 〈모던 타임스〉를 보여주고 웃게 했다. 그 결과 기관지를 자극해 수축시키는 물질인 메타콜린에 대한 저항력이 점점 커졌다. 즉, 웃음이 기관지의 저항력을 높여 천식발작의 발생률을 낮췄다.

엄마의 웃음은
아기의 아토피를 낫게 한다

"알레르기 질환을 웃음으로 극복하자!"라고 주장한 의사 기마타 하지메는 웃음과 아토피의 상호 관련성을 밝힌 논문을 《JAMA》라는 미국 의학잡지에도 발표했다. 결론적으로 말해서 그의 연구논문은 미 의학계에 충격을 던졌다. 그는 미국 UCLA에서 유학하며 알레르기학과 유머학을 공부했다. UCLA라 하면 바로 '웃음의 전도사' 노먼 커즌스가 정신면역학 교수로 있는 웃음연구의 산실이다. 현재 기마타 박사는 오사카에서 유머를 연구하는 한편, 갓난아기에서 고령자에 이르는 아토피 환자들을 치료하고 있다. 그런 그가 회원으로 소속된 일본웃음학회의 학회지 《웃음학 연구》(No. 12)에 자신의 '웃음 실험'의 뒷이야기를 게재했다. 흥미로운 내용의 일부는 다음과 같다.

"아토피성 피부염 환자들은 거의 매일 웃지 않고 생활한다. 그러나 그러던 환자가 찰리 채플린 등의 비디오를 보고 웃자 알레르기 반응이 약해졌다. … 나아가 수유할 때에 엄마가 웃자 아토피성 피부염이

있는 젖먹이 아기들의 알레르기 반응이 약해
졌다. 수유할 때는 꼭 활짝 웃어주기 바란다."

그의 실험에 따르면 아토피를 앓는 아기들
은 엄마의 웃음에 반응한다는 것을 알 수 있
다. 이제 아기를 키우는 엄마들은 꼭 아토피가
아니어도 자주 웃어야 하지 않을까 싶다. 그러
고 보면 예전부터 "웃는 얼굴로 아기에게 젖을
물리면 아기가 잘 자란다"라는 말이 있었다.

기마타 의사는 또한 아토피성 피부염 환자
중에 지방간이 많은 점을 주목했다. 지방간은
푸아그라와 같이 간에 지방이 축적되는 증상
으로, 그 원인은 과식이다. 아토피성 피부염과
지방간이 있는 사람은 식욕억제 호르몬인 렙
틴(leptin)의 작용이 둔하다고 한다. 그는 《웃
음학 연구》(No. 11)에서 "렙틴은 음식물 과다
섭취를 억제하고 지방간을 경고하거나 예방하는 역할을 하는지도 모
른다"라고 말한다.

렙틴은 분유에는 거의 들어 있지 않지만 모유에는 풍부하게 들어
있다. 그런데 웬일인지 아토피가 있는 엄마의 모유에는 렙틴이 적다.
일부러 모유를 먹이는데 분유를 먹이는 것과 같은 결과를 낳는 것이
다. 그는 아토피가 있는 엄마가 웃으면 모유 내의 렙틴 양이 증가되는

렙틴(leptine)
지방조직에서 분비하는 체지방을
일정하게 유지하기 위한 호르몬.
렙틴이 뇌에 이르게 되면 체지방률
저하, 먹이 섭취량 저하, 혈당량
저하 등을 야기하고, 대사효율이나
활동량이 증가하여 체중이 서서히
감소한다. 렙틴유전자 또는
렙틴수용체유전자에 결함이 있는
생쥐는 극도의 비만상태가 되고,
이어서 당뇨병에 걸린다. 렙틴은
뇌 이외에 여러 가지 말초조직에도
작용하여 생식이나 면역기능 조절,
당지질대사의 조절 작용 등 다양한
호르몬 작용을 발휘한다. 인간의
경우, 체지방의 비율과 혈중 렙틴값
사이에 정의 상관관계가 나타난다.
따라서 렙틴 부족으로 비만이
되는 것이 아니라 렙틴의 신호를
전달하는 기구에 이상이 있기
때문에 비만이 되는 것으로 생각하게
되었다(《생명과학대사전》).

점을 실험을 통해서 증명했다. 이렇듯 엄마의 웃음은 아이의 아토피까지 치료해준다는 사실을 세상의 모든 엄마가 이제라도 알았으면 좋겠다.

기마타 의사는 또 "아토피성 피부염을 가진 사람들은 각종 스트레스를 얼마나 잘 극복하고 예방하는지가 중요하다. 그리고 웃음 이외에 애정(키스) 역시 매우 중요한 알레르기 반응 억제 인자다"라고 아토피 전문지《아토피 나비》에서 말한 바 있다. 그러면서 "친구와 수다를 떨거나, 식사 후에 둘러앉아 텔레비전을 보거나, 만화를 보거나 하면서 웃어보는 건 어떨까? 웃음은 알레르기 반응을 줄여준다. 지금 당장이라도 즐거운 일을 떠올려보라. 설사 그 효과가 몇 시간밖에 지속되지 않더라도 계속하다 보면 웃음의 효과도 길게 지속될 것이다. 그것이 아토피를 개선하는 첫걸음이다"라고 역설했다.

· · · · ·
6년간 한 번도 울지 않은 엄마,
그동안 아토피를 앓은 아이

아토피로 고생하는 환자를 웃음으로 치료한 사례는 많다. 그중 웃음연구자 이임선 씨가 현장에서 경험한 생생한 다음 사례는 이 세상 모든 엄마와 아이에게 소중한 이야기가 될 것 같아서 소개해보고자 한다(《웃음, 나를 치유하는 힘》).

1년 8개월째 약을 먹는데도 손녀의 아토피가 낫지 않는다고 하소연하는 할머니가 있었다. 그분의 사연에 따르면, 손녀의 아토피는 저녁이면 더 심해진다고 했다. 그러면 저녁 늦게 퇴근한 딸은 우는 아이한테 신경질을 냈다고 한다. 하루의 피곤함과 딸의 아토피를 고쳐주지 못하는 엄마로서의 자괴감 때문이었을 것이다. 아토피로 고생하는 손녀도 손녀지만 이러다가는 딸한테 어떤 변고가 생길까 싶어서 할머니는 걱정이 많다고 했다. 할머니는 아토피로부터 자신의 손녀와 딸을 구하고 싶다고 했다. 이임선 씨는 우선 아이가 아닌 아이 엄마에게 먼저 웃음치료를 권했다.

아이 엄마는 그동안 자신의 마음에 감춰놓은 이야기를 그녀에게 꺼내놓았다. 아이는 태어난 지 얼마 지나지 않아서부터 아토피 증상을 보였고 초등학교 1학년이 된 지금까지 증상이 점점 심해졌다고 한다. 그동안 여러 병원을 다녔지만 소용이 없었다고 했다. 마음이 더 아픈 일은 아이의 성격이 변했다는 것이다. 짜증과 신경질이 부쩍 늘고 떼를 쓰거나 우는 횟수도 잦다고 했다. 울면 몸이 더 가려워져서 진물이 날 때까지 긁는다고 했다. 이제 아이의 피부는 거칠다 못해 딱딱하게 굳었다고 말했다.

이임선 씨는 그 아이 엄마에게 웃음치료를 받는 동안에 아이의 아토피 치료를 소홀히 하지 말라고 당부했다. 웃음치료가 시작되자, 아이의 엄마는 조용히 울고 또 울었다고 한다. 웃음치료를 하는 시간이었지만 마음껏 울도록 배려했다고 한다. 다른 사람들이 모두 자리를 뜨고 조용할 때 그녀는 자신의 이야기를 털어놓았다.

"선생님, 저는 지난 6년간 단 한 번도 울어본 적이 없어요. 웃음치료 교실에 오는 사람들처럼 일부러라도 크게 웃어본 적도 없고요. 독을 품고 오기로 살아온 세월이 저도, 제 딸도 이렇게 변하게 만들었어요."

그녀는 이야기하는 도중에도 계속 흐느껴 울었다고 한다. 그녀는 딸아이가 한창 재롱을 피울 무렵에 남편과 헤어졌다고 한다. 그 후 사랑받아야 할 아이가 삶의 짐처럼 느껴져 아이를 안아주기보다는 외면한 채 살았다고 한다. 아이의 울음소리를 구별해서 그때마다 젖을 먹이거나, 잠을 재우거나, 혹은 기저귀를 갈아주어야 하는데도 무심했다고 한다. 엄마는 본능적으로 아이의 울음소리를 구별해 그에 맞게 조치를 취하는데, 그녀는 남편 없이 혼자 생계를 꾸려야 하는 스트레스 때문에 아이의 울음소리도 구별하지 못했다. 오히려 아이한테 신경질을 냈다. 그때 살았던 집은 자동차가 많이 다니는 도로변이어서 하루에도 다섯 번 이상 걸레질을 해야 할 정도였다. 채 백일이 되기도 전에 아이 얼굴에 열꽃이 피었다고 한다. 하지만 주위 어른들은 태열이니 돌 무렵이면 좋아진다고 그녀를 안심시켰다. 그러나 아이는 좋아지지 않았다. 2년 전에는 집을 옮겨도 보았지만 아이의 상태는 마찬가지였다고 한다. 진물이 나기 시작한 지 1년 8개월. 그사이 큰 병원을 찾아가서 약물치료를 받았지만 아이의 몸 상태는 그대로였다. 그녀는 이제 누군가가 아토피라는 단어만 얘기해도 자신의 몸까지 가렵다고 했다. 자신의 내면을 감추지 않고 그녀는 말했다. "다음 주에는 울지 않을게요. 우리 딸을 위해 마음껏 웃어만 볼게요."

그녀의 내면에는 암 환자 못지않은 우울감과 괴로움이 있었다. 웃음치료를 받은 그녀는 웃음에 어떤 효과가 있는지 잘 몰랐지만, 확실히 자신이 변하고 있다는 것을 알아차린 듯싶었다. 그녀는 웃음치료를 받기 시작하면서 아이와 함께 큰 소리로 웃어본 적이 없었던 지난 날을 반성했다고 한다. 이제는 아이의 마음을 헤아리게 됐고, 그동안 닫힌 공간에 갇혀 있어야 했던 아이의 심정을 이해하게 됐다고 한다. 밤만 되면 가려움이 심해져 2~3시간씩 징징대는 아이에게 신경질을 냈던 자신의 태도도 돌아보게 됐다고 한다.

그런 어느 날 그녀가 환하게 웃으며 나타났다. 아이가 먹는 약을 바꾸거나 용량을 늘린 것도 아닌데 아이의 상태가 호전됐다는 것이다. "아이가 몸을 훨씬 덜 긁어요." 그녀는 웃음치료교실에서 배운 대로 아이와 함께 웃음 연습을 꾸준히 했다고 한다. 한바탕 웃고 나면 밥도 잘 먹는다고 했다. 한때는 밥투정도 했는데 이제는 그런 일이 없어졌다고 했다. 좋아진 점은 또 있다고 했다. 그동안 아이가 싫어해서 학원도 보내지 않고 그 대신 놀이터에서 마음껏 놀도록 했더니 잠을 잘 자서 엄마도 할머니도 훨씬 편해졌다고 했다. 예전에는 몸을 비비며 매일 밤 소동을 부린 뒤에야 겨우 잠에 빠졌던 아이였는데…. 아무래도 웃는 과정에서 스트레스가 줄어든 덕분이라고 나는 생각한다. 스트레스가 감소하면 세포성 면역력이 높아져서 신체의 균형이 이루어진다. 교실에 앉아 있는 대신 놀이터에서 신나게 노는 동안 체력이 좋아져서 면역력도 향상되었을 것이다.

무엇보다 큰 변화는 엄마가 아이를 사랑하게 되었다는 점이다. 그녀는 그동안 아이를 칭찬한 적이 없었다고 한다. 이제 그녀는 아이와 함께 웃을 수 있게 됐다고 한다. 엄마가 웃음을 잃어버렸던 지난 세월, 아이는 피부뿐만 아니라 마음에도 아토피를 앓고 있었던 것이다. 엄마 역시 그동안 마음의 아토피를 앓았다. 웃음은 이들 모녀의 병을 한꺼번에 치유해주었다.

웃음으로 류머티즘을 고치다

중년여성 H씨는 어느 날 단순 염증인줄 알고 병원을 찾았다가 불치병으로 알려진 류머티즘 관절염 진단을 받았다. 이후로 15년간 관절염을 앓으며 네 차례의 수술을 받았으나, 수술 후유증과 재발 등으로 진통제 없이는 힘든 나날을 보내야 했다. 그 고통은 비명을 부를 정도로 심했다. 그녀는 관절염에 좋다는 각종 민간요법들을 찾아다녔지만 아무 소용이 없었다. 웃음치료를 알기 전까지 그녀는 매일 엄청난 약을 먹어야 했다. 그러던 중 H씨는 우연한 기회에 웃음의 효과에 대한 이야기를 듣게 되었다. 그녀는 웃음운동을 시작하면서 일단 집안으로 들어서면 무조건 웃어야 한다는 규칙을 만들었다. 또한 스마일 스티커를 집안 구석구석에 붙이는 방법으로 웃음 라인을 만들어두고, 그 선을 지나갈 때면 반드시 웃어야 하는 규칙을 철저하게 지켰다. 또 아침에 일어나자마자 하마처럼 입을 크게 벌리면서 목젖이 보일 만큼 "하하하" 웃는, 일명 '하마 웃음법'으로 하루 일과를 시작했다. 그 결과로 그녀는 지금 오랜 세월 앓았던 류머티즘 관절염으로부터 벗어났다(《내 몸 사용설명서》 제38회).

웃음은 수많은 질병을 치유한다

웃음의 효과는 여러 질병에서 나타나고 있다. 특히 미국 메릴랜드 대학 메디컬센터 예방심장학과의 마이클 밀러는 웃음이 심장병 예방에 효과가 있다고 전한다. 또 그는 이런 사실을 연구로 증명하고 있다. 그런가 하면 18년 동안 웃음을 연구한 리버트 박사는 웃음이 감기 같은 감염성 질환뿐 아니라 암과 성인병을 예방해준다고 말한다. 그는 웃을 때 바이러스나 암세포를 공격하는 NK세포의 활성도가 높아지고 스트레스 상황에서는 NK세포의 활성도가 낮아지는 현상을 환자의 혈액으로 비교, 분석했다.

일본 오사카대학원의 신경기능학팀에서도 웃음의 효능을 증명했다. 웃으면 병균을 물리치는 항체인 감마인터페론(Gamma interferon)의 분비가 증가하는 것을 알아냈다. 우리나라에서도 한 대학병원이 웃음과 정신의 관계를 연구했다. 그 결과 웃음이야말로 가장 단기간에 바이탈 사인(vital sign)을 변화시키는 요인이라는 사실을 알아냈다. 바이탈 사인이란 생명 유지를 위해 반드시 필요한 네 가지, 즉 호흡·맥박·혈압·체온을 말한다. 웃음을 실천한 이들은 마치 운동을 했을 때처럼 심부열이 올라갔다. 고혈압 환자들은 혈압이 내려갔고, 저혈압으로 어지러움을 호소하던 환자들의 혈압은 정상으로 돌아왔다. 웃음은 또한 폐 기능을 활성화시켰다. 전신마취 상태에서 수술받는 환자는 인공호흡을 하기 때문에 폐가 쪼그라든 상태다. 그래서 수술이 끝난 뒤에는 호흡근 단련을 해야 하고 또 가래를 뱉어내야 늑막염이나 폐렴 같은 합병증을 예방한다. 이런 환자에게 주 2회 웃음운동을 권했더니 수술 이후의 합병증이 20퍼센트 이상 줄었다. 이는 웃음이 수술 이후 최고의 간호라는 것을 말한다.

웃음연구자들은 또한 웃음이 장운동을 활발하게 한다는 것도 알아냈다. 웃음 양(量)에 따라 장의 가스 배출 시간이 걸을 때와 비교해서 3~10 시간 이상 빨랐다.

이밖에도 웃음은 신진대사에 도움을 주는 것으로 나타났다. 이는 웃을 때 뇌에서 분출된 호르몬의 영향으로 말초혈관이 확장되어 혈액순환을 돕기 때문이다. 이렇듯 신진대사가 활발해진다는 것은 곧 신체의 노화를 예방해준다는 의미일 것이다.

웃음은 뇌세포에 산소를 공급해준다

웃는 사람을 엑스레이로 촬영하면 횡격막이 들려 올라갔다가 내려오는 모습을 볼 수가 있다. 복식호흡을 할 때와 비슷한 모양이다. 또 큰 호흡으로 숨을 들이마시고 내쉬어 폐가 매우 활발하게 움직이는

직무스트레스

우리나라 근로자를 대상으로 한 직무스트레스 관련 조사를 보면, 교육 수준 및 소득 수준이 낮을수록 스트레스가 높은 것으로 나타난다. 또 직업 관련 특성과 관련해서는 비정규직이 정규직보다 스트레스가 높고, 민간회사 근무자의 스트레스가 높다.

특히 종업원 수 1,000명 이상의 회사보다 종업원 수 100~299명인 회사에 근무하는 근로자의 스트레스가 더 높다. 주근무시간이 45시간 미만인 근로자보다 45시간 이상인 근로자의 스트레스가 더 높다.

순환근무, 밤근무, 저녁근무, 장기근로를 하는 근로자가 그렇지 않은 근로자에 비해 뚜렷이 스트레스 수준이 높다.

고위험 직무스트레스 직업군은 음식·서비스 관련직, 농림업 관련직, 운전 및 운송 관련직, 재료 관련직, 경비 및 청소 관련직이 상위 5위를 차지한다 (《직무스트레스 고위험군 특성에 따른 매뉴얼 및 지원프로그램 개발연구》, 한국산업안전보건공단).

것을 알 수 있다. 이는 평소 호흡의 서너 배나 되는 양이다. 게다가 심호흡과 비교해도 약 두 배나 많다. 이는 스트레스를 받은 뇌에 도움을 준다. 뇌세포는 산소 결핍 상태가 되면 기능이 저하된다. 하지만 그때 웃어주면 산소가 대량 흡입되어 약해진 뇌세포 전체에 좋은 영향을 준다. 그래서 웃음이 스트레스 해소에 도움이 되는 것이다.

일본의 나카시마 히데오 의사는 웃음의 효과를 '타액 산성도(mV)'로 연구하였다. 인체는 스트레스가 많이 쌓일수록 타액의 산성도가 50mV 이상(끈적하다)으로 올라간다. 반대로 스트레스가 적으면 타액은 환원되어 50mV 이하(맑다)를 가리킨다. '헬스 키퍼'라는 측정기를 사용해 산성도를 미리볼트(mV) 단위로 측정해본 결과, 만담을 들은 후 참가자 전원의 타액 산성도가 낮아졌다고 한다. 이로써 웃으면 스트레스 수치가 떨어진다는 것을 증명했다.

웃음은 전신운동이다

웃음은 우리 몸의 650개 근육 중 231개를 움직이게 하는 운동이다. 얼굴근육만 해도 15개가 관여해야 웃음이 만들어진다. 어깨가 흔들리고 몸이 들썩일 만큼 크게 웃는 동안 인체에서는 전신운동이 일어난다. 곧 웃음은 다이어트에도 도움이 된다. 3분 동안 전력 질주를 하면 18kcal, 3분 동안 웃으면 11kcal가 소모된다. 이런 결과로 박장대소하면 전신운동 효과가 있다. 또 온몸의 뼈와 오장육부가 함께 움직인다. 또한 웃는 동안은 산소 공급량이 배로 증가해 유산소운동을 하는 효과도 있다. 1시간 동안 크게 웃으면 헬스클럽에서 30분 동안 무거운 물체를 들고 운동하는 것과 같은 열량을 소모할 수 있다.

영국의 신경과학자이자 코미디언으로도 활동하는 헬렌 핀처(Helen Fincher) 박사는 1시간 동안 웃을 때 소모되는 열량을 계산해, 하루 1시간씩 웃으면 1년이면 5kg을 뺄 수 있다고 했다. 핀처 박사는 "24시간 내내 시트콤을 보라는 말은 아니지만 하루 1시간 정도를 투자해 웃는 것은 몸매 유지에 좋은 방법"이라고 권했다.

그런가 하면 또 웃음이 임신 성공률을 높인다는 연구결과도 있다. 이스라엘 아사프 하로페 병원 연구팀은 시험관 시술을 받은 불임 여성 186명을 대상으로 임신 성공률을 조사했다. 대상 여성을 두 그룹으로 나눈 뒤 배아를 자궁에 이식한 직후부터 한 그룹에는 웃음치료를 제공하고 다른 그룹에는 웃음치료를 제공하지 않았다. 그 결과 웃음치료를 받지 않은 불임 여성의 임신 성공률은 19.3퍼센트에 불과했고, 웃음치료를 받은 여성의 성공률은 35.5퍼센트에 달했다.

웃음의 효과

신경계 엔도르핀, 엔케팔린이 분비되어 긴장을 완화하고 통증을 억제한다. 알파파가 증가하여 기억력과 집중력이 향상된다. 웃으면 산소 공급이 2배로 증가해 머리가 좋아진다.

호흡기계 폐활량이 좋아진다. 심박수가 2배로 증가해 폐 속의 나쁜 공기를 신선한 산소로 대체한다.

심혈관계 스트레스와 분노, 긴장을 완화시킨다. 심장마비를 예방하고, 동맥 이완으로 혈액순환을 원활히 한다. 혈압 및 혈당을 낮추어준다.

소화기계 소화호르몬이 촉진되어 소화를 돕는다.

비뇨기계 요실금을 예방하고, 정력을 강화한다(정자 운동성을 원활하게 한다).

근육계 몸의 650개 근육 중 231개가, 얼굴근육 중 15개가 활동한다. 다이어트 효과가 있다.

내분비계 혈액 내 아드레날린과 스트레스 호르몬인 코르티솔의 양을 줄여준다. 침 속에 있는 면역 글로블린A(IgA)의 농도가 증가하여 저항력을 키워준다. 감기 예방 효과가 있다.

면역계 암을 예방한다(면역세포인 T세포와 NK세포를 활성화하여 면역력을 높여준다).

5

· · · · ·

웃음의 새로운 발상,
'영혼의 웃음법'

영혼의 웃음법이란?

'영혼의 웃음법'이란 거의 소리 내지 않는 웃음, 혹은 마음대로 웃음소리를 조절할 수 있는 웃음법이다. 이는 새로운 웃음법으로, 전 세계적으로 유일하고 독창적인 웃음기법이다. 이 웃음법은 내가 오랫동안 연구하여 고안한 것이다.

이 웃음법이 제시하는 기본원리에 따라 웃음운동을 실행하다 보면, 어느 순간 저 깊은 곳의 영혼마저 함께 웃는 무아지경의 환희에 빠져든다. 이와 동시에 우리 몸의 뇌하수체를 비롯한 신체 각 기관에서 다이놀핀 호르몬과 같은 신비한 물질이 생성되는 경험을 할 수 있다. 그리고 이런 오묘한 체험은 아픈 몸을 치유하는 놀라운 기적을 일으킨다.

이 웃음법은 균형이 깨진 몸과 마음을 평형상태로 복원해줄 뿐만 아니라 초인적인 내면의 인간으로 거듭나게 해준다. 궁극적으로 영혼의 웃음법은 인간이라면 누구나 염원하는 건강과 행복을 가져다 줄 것임을 나는 확신하고 있다.

영혼의 웃음법은 단순한 웃음운동

웃음은 아주 즉흥적이며 순간적인 감정 표현이다. 따라서 '어떻게 웃을까' 하며 너무 많이 생각하면 좋지 않다. 생각이 많아지면 웃음은 오히려 줄어든다. 그러니 이제부터는 웃음의 수많은 종류는 잊어라. 그 대신 오직 내가 떠올린 웃음 하나만을 생각하길 바란다. 평소 누구도 의식하지 않고 내뱉은 그런 웃음이 좋다. 이렇듯 웃음에 대해서 단순하게 접근해라. '어떻게 웃을까'에 집착하면 표정이 굳어진다. 또 지속적으로 웃기가 힘들다. 그저 아무 생각 없이 웃으면 된다. 무수한 상념이 스치면 스치는 대로, 주변 상황이 어지럽고 시끄러우면 시끄러운대로 그 상황을 초연하게 받아들이며 그냥 웃으면 된다. 쉽고 간단해 보여도 막상 웃음운동을 시작하면 '세상에나!' 이것만큼 어려운 일도 없을 것이다.

웃음운동을 시작한 이들이 이런저런 이유를 들어서 중도 포기하는데, 나는 그 마음을 충분히 이해한다. 나 또한 과거에 웃음운동을 포기하고 싶은 적이 많았다. 그럼에도 불구하고 이 영혼의 웃음법을 터득하기 위해 여러 힘든 과정을 이겨냈다. 그 결과 지금은 건강과 행

복을 누리고 있다. 생각해보면 어떤 특권과 자격은 인내의 시간을 견
딘 자에게만 주어진다. 이 점을 명심하길 바란다. 영혼의 웃음법은 누
구든 하려는 마음과 꾸준히 실천하고자 하는 의지만 있다면 가능하
다. 하루에도 여러 번, 가슴 벅찬 환희와 행복감을 만끽할 수 있다. 이
행복감은 물론 다이놀핀 호르몬과 같은 신비물질이 생성되는 것을
체험할 수 있다는 말이다. 특히 몸이 아픈 이들은 이 웃음법을 통해
건강한 몸을 회복할 수 있다.

어떻게 보면 이 웃음법은 천진난만하게 웃으며 마냥 행복했던 순
수한 어린 시절로 돌아가는 과정이다. 다시 한 번 말하지만 영혼의
웃음법은 전혀 복잡하거나 난해한 웃음법이 아니다. 단지 이 웃음운
동을 하는 중에 무수한 상념과 마주하는 것이 낯설어서 혼란스러울
뿐이다. 하지만 이런 생각도 웃음의 환경에 아직 낯설어서 그런 것이
다.

영혼의 웃음법 따라하기, 기초과정

❶ 웃음의 기초를 배우는 과정에서는 너무 큰 의욕을 갖지 말라고 조언하고 싶다. 의욕이 앞선 나머지, 온몸에 잔뜩 힘이 들어간 상태에서는 지속적으로 웃음운동을 하기 어렵기 때문이다. 대부분의 사람들은 이 단계에서 제 풀에 지쳐 중단하거나 포기하는 일이 많다. 이 점에 유의하길 바란다. 영혼의 웃음법을 배울 때 가장 중요한 것은 서두르거나 조급해 하는 마음을 다스리는 것이다. 온몸의 힘을 최대한 뺀 상태에서 편안한 자세로 웃음의 강도를 조금씩 높인다는 생각으로 차분히 따라하기를 권한다.

❷ 입꼬리를 살짝 올리고 잔잔한 미소를 머금은 상태로 조용히 웃기 시작한다. 동시에 마음을 고요하게 하는 것이 중요하다. 잔잔한 미소를 머금은 상태로 10초, 20초, 1분, 2분… 흐르다 보면 자연스럽게 아랫배 깊숙한 곳으로부터, 가볍게 '허~허~허' 또는 '하~하~하' 하는 소리가 살포시 터져 나오게 된다. 그러면 이때부터 본격적으로 영혼의 웃음운동이 시작된다. 거의 소리를 내지 않거나 바로 옆에 있는 사

람도 알아들을 수 없을 정도로, 가느다란 소리로 웃는다.

❸ 영혼의 웃음운동을 시작한 후에는 너무 무리해서 들숨(들이마시는 숨)을 참으면서까지 웃을 필요는 없다. 10초를 웃든 30초를 웃든, 또는 그 이상 길게 웃든지 간에 가장 중요한 것은 이러한 동작을 반복하는 것이다. 짧게라도 반복해주는 게 이 단계에서는 매우 중요하다. 하지만 웃음운동을 시작해서 끝날 즈음에는 거친 숨이 조금이라도 터져 나올 수 있도록 가능하면 길게 웃는 것이 좋다. 거친 숨이 터져 나온다는 것은 제대로 웃음운동을 하고 있다는 반증이다.

❹ 짤막한 웃음일지라도 반복적인 웃음운동이 축적되면 자신도 모르게 웃음의 문이 서서히 열리게 된다. 처음 10여 분이 영혼의 웃음운동 과정에서 제일 어려운 순간이다. 이 10여 분을 잘 극복해야 한다. 이때 의도적인 억지웃음, 즉 '마중물 웃음'을 흠뻑 적셔서 넣어줘야 곧이어 폭포수 같은 웃음이 자연스럽게 터져 나온다. 이 웃음을 잘 맞이하려면 웃음운동을 시작하는 단계에서 보다 강한 집중과 몰입이 필요하다. 약 15분 정도 계속하다 보면 웃음운동이 차츰 편해지고 쉬워진다. 그리고 탄력을 받으면 자신도 모르는 사이에 기분이 점점 좋아지는 것을 느낄 수 있다.

❺ 영혼의 웃음운동을 하면서 들이마시는 숨(들숨)은 가능하면 참는다. 하지만 너무 무리해서 고통스러울 정도로 참을 필요는 없다.

중간에 어쩔 수 없이 살짝 들이마신 숨은 그냥 무시해라. 들이마신 숨을 잊어버리고 계속 웃음운동을 하라. 설령 들숨이 살짝 들어왔다 할지라도 2~3분이 넘도록 단번에 웃음운동을 이어가는 건 거의 불가능한 일이다. 편안한 마음으로 결코 무리하지 말라는 조언을 드리고 싶다. 호흡에 익숙해지도록 노력하라. 그리고 아주 편안하고 느긋한 기분으로 거의 소리를 내지 않고 웃을 수 있게 되면, 한 번 웃을 때마다 조금씩 시간을 늘려서 길게 웃는 훈련을 해본다.

❻ '허~허~허'(또는 '하~하~하') 하는 소리가 거의 들리지 않을 정도로, 아주 작은 목소리로 날숨으로만 해본다. 그리고 웃는 시간을 최대한 연장해본다. 주의할 점은 절대로 무리하지 말고 들숨을 쉬지 않도록 한다. 이 과정에서 부득이 들숨을 마셨다면 그냥 무시하고 넘어가라. 이와 같이 가볍게 웃는 것을 시작으로 약 30초 정도 지나면 숨을 더 이상 참기가 어려워진다. 그 즈음 웃음을 자연스럽게 멈춘다. 그러면 웃음을 멈춤과 동시에 거친 숨이 연속적으로 쏟아질 것이다. 거친 숨이 끝나갈 무렵에는 기분이 조금씩 변해감을 느낄 수 있을 것이다.

몸과 마음이 점차적으로 어떻게 변하는지 조용히 음미하는 일도 중요하다. 웃음운동을 반복하는 횟수가 늘어날수록 그 느낌이 확연히 달라질 것이다. 하지만 마지못해서 웃음운동을 하면 아무리 오래 웃었다 해도 이런 경이로운 기분은 느낄 수가 없다. 직업 특성상 어쩔 수 없이 하루 종일 미소를 지어야 하는 이들은 내 말을 잘 알 것이다.

자주, 또 오랫동안 웃는다 해도 이렇듯 경이로운 기분을 맛보는 것이 누구에게나 가능한 건 아니다.

웃음운동을 길게 했어도 거친 숨이 전혀 나오지 않는다면 제대로 된 웃음운동을 하고 있지 않다는 반증일 수 있다. 웃음운동이 끝나자마자 어느 정도 거친 숨이 터져 나와야만 제대로 된 웃음운동이었다고 말할 수 있다. 거친 숨은 얼마나 오래 날숨으로 웃었는가에 비례하며, 통상적인 경우 1분 정도 쉬지 않고 웃으면 약 20초가량 거친 숨을 몰아쉬게 된다. 물론 웃음의 강도나 개인차에 따라 약간의 차이는 있다.

영혼의 웃음운동을 시작한 지 약 20분 정도 지나면, 이제는 본격적인 웃음이 보다 원활하게 나올 수 있는 심신의 상태로 진입하게 된다. 이때부터는 스톱워치를 확인해가면서 의식적으로 30초 이상 들숨을 참고 날숨으로만 길게 웃어보기 바란다. 30초 이상 길게 웃을 수 있다면 보다 효과가 좋겠지만, 초보자는 결코 무리하지 않길 바란다.

❼ 억지로 웃는다는 생각으로 웃음운동을 하면 심리적으로 피로감이 찾아온다. 그러므로 억지웃음을 짓는다고 생각하기보다는 웃음을 끝낼 때 거친 숨을 더 많이 쉬겠다는 목표를 설정하면 성취감도 크면서 웃음의 운동효과를 극대화시킬 수 있다.

❽ 영혼의 웃음운동을 하다 보면 입에서 미세하게 새어 나오는 소

리가 '허'나 '하'이거나, 또는 이 두 음의 중간음이라는 것을 알 수 있다. 이때 입에서 나오는 소리를 아주 짧게 끊어서 연속적으로 웃어야 효과가 훨씬 좋다. '허'나 '하' 소리를 아주 짧게 끊어서 연속적인 파동으로 이어가야 한다는 의미다. 그러면 목젖 부위가 파동을 치듯 가볍게 떨리면서 울리는 걸 느낄 수 있을 것이다.

내 경험을 말하자면, 웃음의 시작은 '허'나 '하' 소리로 시작하는 것이 편하다. 또 '하'보다는 '허'가 보다 쉽고 편하다. '허'로 시작했다 할지라도 웃음이 절정에 이르렀을 때에는 자연스럽게 '하'로 변하여 터져 나오게 된다. 하지만 이것은 개인별 특성이나 선호도에 따라 다를 수 있으니 참고만 하라. 경우에 따라서는 '허'나 '하'가 아닌, 다른 독특한 소리를 낼 때 더 편한 이도 있을 것이다.

❾ 웃음운동을 하다 보면 수시로 번뇌나 상념들이 떠오르기도 하고, 또는 갑자기 잔기침이 나거나 침을 삼키게 되는 경우가 있다. 이렇듯 예상치 못한 상황이 일어날 수 있다. 또 이런 일들은 웃음운동을 방해하는 자잘한 요소들이다. 웃음운동을 하는 사람은 이런 상황을 여유 있는 자세로 무덤덤하게 맞이해야 한다. 눈앞에 벌어진 일들 하나하나에 신경을 쓰다 보면 집중력이 떨어져서 결국은 웃음운동을 멈추게 된다. 부득이한 상황으로 도중에 웃음이 중단되더라도 당황하지 말고, 여유 있고 편안한 자세로 그다음의 웃음운동을 실천하는 일이 중요하다. 그러다 보면 언젠가는 주변의 상황을 의식하지 않고 오직 영혼의 웃음운동에만 몰입하는 경지에 오를 것이다.

영혼의 웃음법 따라하기 단계별 요약

단계	중요 체크 사항	유의사항
1	온몸의 힘을 최대한 뺀다. 편안한 자세로 웃음의 강도를 조금씩 높인다.	너무 조급해 하거나 서두르지 않는다.
2	미소를 머금은 상태에서 10초, 20초 … 1분, 2분간 자연스럽게 아랫배 깊숙한 곳으로부터, 가볍게 '허~허~허' 또는 '하~하~하' 소리가 살포시 터져 나오도록 한다.	마음을 고요하게 유지한다. 바로 옆에 있는 사람도 알아들을 수 없을 정도로 가느다란 소리로 웃는다.
3	짧은 웃음이라도 반복하는 게 좋다. 웃음운동을 시작해서 끝날 즈음에는 거친 숨이 조금이라도 터져 나올 수 있도록 한다.	너무 무리해서 들숨을 참으면서까지 웃을 필요는 없다.
4	웃음운동을 시작하는 단계에서 보다 강한 집중과 몰입이 필요하다. 약 15분 정도 지속하다 보면 웃음운동이 차츰 편해지고 쉬워진다.	처음 10여 분이 중요하다. 이때 의도적인 억지웃음, 즉 '마중물 웃음'을 흠뻑 적셔서 넣어줘야 한다.
5	호흡에 익숙해지도록 노력해라. 아주 편안하고 느긋한 기분으로 거의 소리를 내지 않고 웃을 수 있게 되면, 한 번 웃을 때마다 조금씩 시간을 늘려라.	들이마시는 숨은 가능하면 참는다. 하지만 너무 무리해서 고통스러울 정도로 참을 필요는 없다.
6	'허~허~허'(또는 '하~하~하') 하는 소리가 거의 들리지 않을 정도로, 아주 작은 목소리로 날숨으로만 해본다. 30초 이상 들숨을 참고 날숨으로만 길게 웃어본다. 숨을 더 이상 참기가 어려워진 상태에서 웃음을 자연스럽게 멈춘다. 그러면 웃음을 멈춤과 동시에 거친 숨이 연속적으로 쏟아진다.	되도록 들숨을 쉬지 않도록 한다. 얼마나 길게 웃을지 마음속으로 목표를 설정해본다.

단계	중요 체크 사항	유의사항
7	억지웃음을 짓는다는 생각보다는 웃음을 끝낼 때 거친 숨을 더 많이 쉬겠다는 목표를 설정하라.	억지로 웃는다고 생각하면 심리적으로 피로감이 찾아온다.
8	입에서 새어 나오는 소리가 '허'나 '하', 또는 이 두 음의 중간음이라는 것을 알 수 있다. 이때 입에서 나오는 소리를 아주 짧게 끊어서 연속적으로 웃어야 효과가 훨씬 좋다. 목젖 부위가 파동을 치듯 가볍게 떨리면서 울리는 걸 느낄 수 있다.	'하'보다는 '허'가 보다 쉽고 편하다. (개인별 특성이나 선호도에 따라 다를 수 있다.)
9	웃음운동을 방해하는 요소들이 있다. 이런 상황을 무덤덤한 마음과 자세로 극복한다. 눈앞에 벌어진 일들 하나하나에 신경을 쓰다 보면 집중력이 떨어져서 결국은 웃음운동을 멈추게 된다.	부득이한 상황으로 웃음이 중단되더라도 당황하지 않고 계속 이어가는 것이 중요하다.

눈물이 찔끔 나오는,
영혼의 웃음법

프랑스의 신경학자 기욤 뒤셴(Guillaume Duchenne)은 "진짜 웃음은 눈과 입 주위의 근육을 동시에 움직이는 것이다"라고 말했다. 모든 신경을 집중하여 몰입해서 웃다 보면, 눈 주위의 안륜근과 입 주위의 근육들이 동시에 꿈틀대는 것을 순간순간 느낄 수 있다. 영혼의 웃음법은 거의 소리를 내지 않지만 안륜근의 움직임을 확연히 느낄 수 있다. 이는 이 웃음법이 그만큼 크고 강렬하다는 것을 반증한다. 안륜근과 안면근육들의 미세한 신경들은 뇌의 신경조직들과 촘촘히 연결되어 있다. 또 이 미세한 근육들은 다이놀핀 호르몬과 같은 신비물질이 분비되는 데 중요한 역할을 한다. 따라서 웃음운동을 할 때는 안륜근과 안면근육들의 움직임을 느끼고 또 이들 근육에 집중할 필요가 있다.

웃다 보면 안륜근이 움직이면서 눈물이 살짝 새어 나오는 경우가 간혹 있다. 나는 이런 경험을 자주 한다. 이러한 현상은 매우 긍정적이고 웃음의 효과가 드러나는 몸의 좋은 신호이다. 각종 스트레스로 인해 막히고 쌓여 있던 찌꺼기들이 열정적인 웃음의 힘으로 녹아내리는 것으로 이해하면 좋을 것이다. 실제로 눈물 속에는 코르티솔이라는 스트레스 호르몬이 포함되어 있다.

영혼의 웃음법에서 가장 기본이 되는 동작은 소리를 거의 내지 않으면서 들숨을 최대한 억제하는 가운데 날숨으로만 웃는 것이다. 날숨으로만 약 20초 이상 웃다 보면 호흡의 압박감이 밀려오고 아랫배를 자연스럽게 자극하며, 이와 동시에 횡격막이 상하로 격렬하게 움직이면서 자연스럽게 복식호흡으로 연결되는 운동이다.

생명이 붙어 있다는 것은 몸속에서 끊임없이 피가 순환하고 있다는 것과 호흡을 하고 있다는 점일 것이다. 생명 유지에서 호흡은 가장 중요한 기본이다. 매 순간 끊임없이 심장의 고동소리와 같이 요동치는 이 호흡에 생의 비밀이 숨겨져 있다.

영혼의 웃음운동을 꾸준히 계속하기는 매우 어렵다. 심리적인 부분 때문에 그렇다. 여러 가지 상념과 번뇌가 이 웃음법의 걸림돌이다. 하지만 이 웃음법의 핵심원리는 지극히 단순하고 간단하다. 마치 인류역사에서 위대한 발명이나 발견의 핵심원리가 매우 단순한 것과 비슷하다. 어떤 사물의 이치와 원리의 비밀을 터득하지 못했을 때는 그저 어렵고 복잡하게 느껴지지만 막상 원리를 터득하면 그 단순함에 놀라게 된다. 내가 찾아내고 고안한 영혼의 웃음법 또한 이와 같은 이치라 할 수 있다. 이 단순한 원리를 이해한 사람은 누구나 단기간에라도 이 날숨의 웃음법을 터득하여 신비로운 경험을 할 것이다. 그 정도로 단순하고 쉽다. 하지만 이것이 영혼의 웃음법의 전부는 아니다. 아마 웃음운동을 실천하는 동안 끊임없이 포기하고 싶은 유혹에 직면할 것이다. 영혼의 웃음법을 완전히 터득하려면 어쩌면 수년 또는 수십 년의 시간으로도 부족할지 모른다. 영혼의 웃음법 속에는 신(대자연)이 숨겨놓은 엄청난 비밀이 있다. 이것들을 하나씩 새롭게 발견해 간다면, 당신이 만나는 경이로움과 희열은 엄청날 것이다.

6
.....

영혼의 웃음법
효과와 특성

웃음의 혁명,
조용하고 품위 있는 웃음

　영혼의 웃음법은 소리를 전혀 내지 않고 아랫배와 얼굴 표정으로 만 웃을 수 있다. 바로 옆에 있는 사람에게도 거의 들리지 않는 조용한 웃음이다. 바로 이 점이 영혼의 웃음법의 특징이다. 그리고 이 점이 우리나라를 비롯하여 전 세계에서 일반화된 웃음법과 근본적으로 다르다.

　상식을 뛰어넘는 역발상과 수많은 시행착오를 거치며 발견한 이 웃음법은 분명 다른 웃음법과는 차원이 다르다. 이것은 수천 년 내려온 웃음의 역사에서 벌어진 획기적인 사건이며, 혁신이다. 내가 오랫동안 웃음운동을 해오면서 가장 힘들었던 점은, 소리 내서 웃어야 한다는 굳어진 생각이다. 그 누구도 이런 불편을 극복하기 힘들 거라고 생각했을 것이다. 나뿐만 아니라 웃음을 사랑하고 실천한 대다수가 그랬다. 그래서 웃음으로 생명을 구하고자 했던 수많은 이들이 큰 장벽에 부딪혔다. 그들은 더 이상 웃을 수 없는 상황 속에서 큰 고통을 받았다.

‘웃음’ 하면 큰 소리로 웃는 것이 당연하다고 믿는다. 그런데 왜 이 것이 큰 장벽이고 어려움이냐고 반문할 수도 있을 것이다. 나 또한 예전에는 웃음이라고 하면 소리 내어 웃는 것이 당연하게 생각했다. 그래서 영혼의 웃음법을 찾아내기 전까지 오랜 시간을 밀폐된 차 안에서 큰 소리로 웃었다. 웃음을 갈망하는 이들이 자신만의 공간에서 호탕하게 웃는 것은 아무런 문제가 없다. 또 누구도 상관할 바가 아니다. 나아가, 웃음세미나라든지, 웃음클럽 같은 특수한 환경에서 큰 소리로 웃는 것은 멋져 보이기까지 한다.

하지만 더불어 사는 공동체의 삶에서는 이러한 행위들이 환영받지 못한다. 우리는 아파트의 층간소음이 일으킨 문제점들을 통해 공동체 삶의 현실을 익히 잘 알고 있다. 한마디로 큰 소리로 웃는 데는 여러 가지 규범과 제약이 따른다. 이러한 사회적 약속과 동의는 이 사회의 구성원으로서 마땅히 지켜야 하는 기본적인 예의이자 암묵적 도리일 것이다.

매일같이 웃음클럽에 나가 웃음운동을 하는 것도 현실적으로 쉽지는 않다. 웃음운동을 하려면 맘껏 웃을 수 있는 공간이 있어야 하는데, 현실적으로 이런 공간을 찾기란 거의 불가능하다. 심지어 집에서도 힘든 상황이다. 소리 내어 웃음운동을 하는 것은 여러 측면에서 신경이 쓰인다.

이를테면 가족구성원 개개인의 마음을 살피는 일은 참으로 조심스럽다. 잠깐 몇 번 웃고 마는 정도야, 가족들이 함께 따라 웃어줄 수 있을 것이다. 또 이런 모습은 가족의 행복한 추억쯤으로 기억된다. 하지만 내 경험으로 비추어볼 때, 웃음운동이란 잠깐 웃고 마는 정도로는 별 효과가 없다. 또한 치유에 목적이 있다면 지속적으로 해야 한다. 적어도 평균 15분에서 30분 이상 쉬지 않고 해야 비로소 몸과 마음에 긍정적인 변화가 일어난다. 가족 중에 한 사람이 특별히 웃을 일도 없는데 갑자기 큰 소리로 웃는다면, 기분이 어떨까. 그 큰 웃음이 최소 20분 이상 지속되는 상황을 상상해보라. 게다가 이렇듯 큰 웃음이 매일같이 들린다면 얼마나 불편하겠는가. 생각만으로도 끔찍하다. 특히 신경이 극도로 예민한 수험생이나 환자가 있을 때, 또는 유교적이고 보수적인 성향의 어른을 모신 경우라면 더욱 곤혹스러울 것이다. 조용히 TV 시청을 하거나, 중요한 통화를 할 수도 있는 등, 우리가 예상치 못한 일은 이보다 훨씬 많을 것이다. 이런 여건 속에서 최소 20분 이상 큰 소리로 웃음운동을 하는 것은 현실적으로 매우 어려운 일이다. 심지어 웃음운동에 관한 기초적인 이해가 없는 이들이라면 당신의 아들, 딸이 그저 이상한 행동을 하는 것쯤으로 생각할 수 있다. 한마디로 이런 상황은 다른 가족구성원들에게 걱정을 안겨줄 수 있다. 가족 모두가 한마음, 한뜻이 되어 웃음운동을 한다 해도 여전히 신경 써야 할 게 한두 가지가 아니다.

난치병은 왜 재발할까

나는 그동안 웃음으로 자신의 생명을 살리고자 발버둥쳤던 수많은 이들을 지켜봤다. 그리고 그들이 한계에 봉착해 웃음운동을 중단한 사례도 지켜봤다. 이는 분명 불행한 일이다. 암, 우울증 등 수많은 난치병 환자들이 웃음으로 자신의 병을 겨우 극복했는데, 또다시 병이 재발해서 쓰러진다면 참으로 가슴 아픈 일이 아닐 수 없다. 도대체 무엇이 이들을 불행에 빠뜨렸는가. 과연 그 원인은 무엇인가.

그 이유를 나는 금방 찾을 수 있었다. 평소 나는 웃음운동을 꾸준히 해오는 과정에서 이 문제를 오래 고민했다. 바로 웃을 때 소리 내어 웃어야 한다는 고정관념이 문제였다. 이런 생각이 수많은 이들을 웃음운동으로부터 멀어지게 했다. 물론 소리 내어 하는 웃음운동이 건강에 좋다는 것은 누구도 의심할 수 없는 진리다. 나 또한 그런 웃음의 효과를 수없이 경험했다. 그 덕분으로 지금까지 몸을 잘 돌볼 수 있었다. 하지만 소리 내어 하는 웃음운동을 매일 한다는 것은 현실적으로 여러 어려움과 부딪칠 수밖에 없어서 곤란하다. 공동체의 삶에서 지켜야 하는 예절과 규범을 우리는 잘 알고 있지 않은가.

인간은 서로에게 영향을 주고받는 사회적 동물이다. 독불장군처럼 제멋대로 살 수는 없다. 대부분의 사람들은 주변을 의식하며, 보다 나은 행복한 삶을 영위하기 위해서 협력하는 삶을 펼친다. 암이나 수많은 불치병을 앓았던 이들은 열정적인 웃음운동으로 한때나마 인간 승리의 주역이라 불릴 만큼 자신의 병마와 싸워서 이긴 사람들이다. 그런데 어느 순간부터 주변 사람들과 여러 상황을 의식하게 되었다. 그래서 자신도 모르는 사이에 몸과 마음이 한없이 움츠러드는 상황을 맞는다. 그러면 꾸준히 해오던 웃음운동마저 점차로 하지 못하게 되고 급기야 아예 포기하는 상황에 이른다. 이처럼 웃음운동을 중단한 순간, 뇌하수체를 비롯한 신체의 각 기관에서 생성되던 다이놀핀 호르몬과 같은 신비물질들이 더 이상 나오지 않게 된다. 그리고 얼마 지나지 않아서 병이 재발되는 불행한 사태를 맞이한다. 이 모두가 너무도 안타깝고 슬픈 일이다.

거의 소리를 내지 않고 웃는 영혼의 웃음법은 소리 내어 크게 웃는 웃음법과 비교할 때 효과 면에서 전혀 부족함이 없다. 이는 수많은 경험을 비교, 분석하여 내린 결론이다. 더 나아가 나는 영혼의 웃음법이 더 우수하다는 것을 알게 됐다. 소리 내는 웃음법으로는 30분 이상 강렬하게 웃음운동을 하는 것이 현실적으로 매우 어렵다.

특히 심신에 질병이 있는 분들은 웃음운동을 할 때마다 최소 30분 이상 강렬하게 해주어야만 한다. 그래야만 뇌하수체를 비롯한 신체의 각 기관에서 다이놀핀 호르몬과 같은 신비물질이 더 많이 분비될 수

있다. 이들 신비물질의 증가는 보다 빠른 쾌유를 약속한다. 이러한 점
들을 고려해볼 때, 대다수의 환자에게는 소리를 내는 웃음법보다는
영혼의 웃음법이 훨씬 더 도움이 되리라 생각한다.

시공간을 초월한 웃음운동

기존의 웃음법인 소리 내는 웃음에는 심각한 한계가 있다. 대개 웃음클럽 회원이나 암 환우들의 경우, 일정한 장소에 서로 섞여 있다. 그들은 그곳에서 웃음운동을 함께 시작한다. 하지만 웃음이 절실히 필요한 대다수 사람들은 그러한 모임에 참석하여 도움을 받고 싶어도 여러 제약으로 참여하지 못하는 게 현실이다. 시간이나 장소 문제로 불편함이 이만저만이 아니다. 또한 그들 모두가 모여서 꾸준히 웃음운동을 한다는 것도 사정상 어렵다. 이러한 점에서 영혼의 웃음법은 자유롭다. 조그만 방이나 거실에서, 또 누군가를 기다리는 중이거나 길을 걷는 중에도, 수시로 자신이 원하면 언제든지 맘껏 실행할 수 있다. 따라서 영혼의 웃음법은 시공간을 초월한 웃음운동이라고 할 수 있다.

영혼의 웃음법을 발견하기 전, 나는 수년 동안 좁은 차 안에서 큰 소리로 웃음운동을 했다. 하루 최소 1시간 이상 꾸준히 실천했다. 그러는 동안 웃음에도 여러 종류가 있음을 알게 됐다. 그리고 각 웃음들의 장단점을 파악할 수 있었다. 이런 체험을 바탕으로 말하자면, 큰 소리로 하는 웃음운동은 효과 면에서 큰 장점이 있음에도 불구하고 목이 먹먹해지거나 쉰 목소리로 변하는 등의 단점이 있었다. 특히 통증이 유발되는 경우에는 더욱 그러하다. 실제로 큰 소리로 웃을 때는 몸의 에너지가 많이 소모되어 20분 이상 웃음운동을 이어가기가 힘들었다. 영혼의 웃음법은 이러한 한계와 문제점을 일거에 해결해주었다. 특히 목이 쉬거나 따끔거리는 증상이 전혀 없다. 영혼의 웃음법도 부득이 체력이 소모될 수밖에 없지만, 큰 소리로 하는 웃음운동보다 훨씬 더 편하게 할 수 있었다. 하지만 웃음의 효과는 더욱 뛰어나다는 걸 알 수 있다.

고통에서 벗어나라

과거에 나는 극심한 스트레스로 절망적인 삶을 살았다. 스스로 생을 포기하려는 순간, 극적으로 웃음을 알게 되었고 이후로는 완전히 새로운 삶을 살고 있다. 그 당시 내가 돌보던 사업은 어려운 상황이 아니었다. 사업은 그럭저럭 잘됐고 규모 역시 커지고 있는 상황이었다. 그럼에도 불구하고 거의 병적으로, 또 완벽주의에 가까운 성격 탓에 스스로 무너지고 있었다. 수시로 터지는 고소·고발에 따른 극심한 스트레스도 있었다.

그 당시 내가 처했던 상황과 거의 유사한 상황에서 지금 이 순간에도 홀로 신음하며 아파하는 이들이 있을 것이다. 나는 그들이 도움의 손길을 뻗치고 있다는 걸 누구보다 잘 알고 있다. 나는 그분들에게 나를 극적으로 살린 영혼의 웃음법을 알려주고 싶다. 이 웃음법은 그야말로 꺼져가는 생명을 살릴 수 있는 새로운 희망이라는 점을 간절하게 말해주고 싶다.

에이브러햄 링컨은 웃음과 관련하여 다음과 같은 명언을 남겼다.

"사람은 누구든지 일이 잘 풀리고 즐거울 때는 잘 웃는다. 하지만 나는 힘들고 괴로운 상황 속에서도 웃지 않았다면 이미 죽었을 것이다."

이 말은 현재 고통에서 신음하는 이들이 새겨들어야 할 것이다. 생각해보니, 나 역시 고통에 처했을 때 웃음으로 그 고통에서 벗어나지 않았던가.

초인의 내면으로 성장하라

영혼의 웃음법은 무엇보다 실천하고자 하는 의지가 중요하다. 그래서 의지가 강한 사람일수록 이 웃음법을 보다 수월하게 터득할 수 있다. 사실 이 웃음법을 꾸준히 실천하기란 쉽지 않다. 현실적으로 여러 제약이 뒤따른다. 하지만 그 과정을 성실히 이행한다면 충분히 자신만의 웃음법으로 만들 수가 있다. 자신의 행복을 겉으로 표출할 수 있는 무언가가 있다고 한다면, 그것은 아마도 웃음일 것이다.

한번 상상해보라. 언제든 자신이 순간순간 느끼는 희로애락의 감정을 자기 마음대로 조절할 수 있고 그 기분상태를 최적으로 유지할 수 있는 능력이 당신에게 있다면, 이것이야말로 가공할 만한 초인적 내면의 힘을 보유한 것이 아닐까. 이러한 웃음법을 거머쥘 수 있다면 당신은 행복의 열쇠를 온몸으로 품은 최고의 행운아다.

영혼의 웃음법을 터득하고자 하는 이는 전적으로 남에게만 의존해서는 안 된다. 세상사가 그러하듯, 영혼의 웃음법도 결국은 자신이 실행해야 하는 것이다. 자신이 끝까지 도전하고 실천해서 그 방법을 터득해야 한다. 건강하고 행복한 삶을 진정 원한다면, 어떤 어려움이 있더라도 스스로 일궈내기 바란다. 영혼의 웃음법을 터득할 수 있는 모든 노하우를 일러드리지만, 성취 여부는 결국 스스로에게 달려 있다. 곧 성공 여부는 당신의 몫이다. 이제는 시대의 패러다임이 과거와는 확연히 바뀌었고 지금도 계속 변하고 있다. 구태의연한 체면이나 지위, 형식 등은 과감히 던져버리고 마음을 비울 때, 비로소 영혼의 웃음법을 터득할 수 있을 것이다.

누구나 쉽게 배울 수 있는 웃음

　시중에 나온 웃음 관련 책이나 매스컴을 보면 웃음에 대해 칭찬 일색이다. 심지어 웃음은 만병통치약이라는 말도 주저 없이 한다. 하지만 나는 이런 말을 들으면서, 진한 아쉬움과 씁쓸함을 느낀다. 웃음이 그토록 대단하다고 치켜세우면서도 정작 구체적인 방법에 대해서는 거의 다 침묵하고 있다. 그들은 하나같이 '웃으면 몸에 좋으니 많이 웃기 바란다'라는 정도의 말로 끝을 맺는다. 하지만 나는 '어떻게 해야 제대로, 꾸준히 웃을 수 있는가' 하는 구체적인 방법론이 무엇보다 중요하다고 생각한다.

　과거에 나는 웃음운동을 하는 동안 너무 힘들어서 수없이 눈물을 흘렸다. 특히 찌는 듯한 무더위 속에서 어떻게 웃어야 할지 몰라 허둥거렸다. 웃음에 목숨을 건 나 같은 사람도 이럴진대, 웃음이 좋다고 하니 그저 따라 한 보통 사람들의 고통은 어떠했을지 충분히 짐작된다. 보통 사람들은 아마도 대체로 포기하고 말았을 것이다. 영혼의 웃음법은 이러한 한계와 어려움을 완벽히 제거했다. 그래서 웃음을 원하는 사람은 누구나 쉽게 배울 수 있고 또 언제든 할 수 있다. 이것이

가능하도록 나는 영혼의 웃음법을 아주 상세하게 일러줄 것이다. 이러한 웃음의 방법론을 제시하는 것은 인류의 건강과 행복을 위한다는 내 진심에서 출발한다. 나의 웃음법은 그런 원대한 꿈을 품고 있다. 지금은 비록 누군가에게 자그마한 점화 불꽃 정도로만 보일 수도 있을 것이다. 하지만 영혼의 웃음법이 전 세계 곳곳으로 널리 퍼져서, 많은 이들의 고통을 위로해줄 거라고 나는 굳게 믿는다. 아니, 그 희망을 꼭 이루고 싶다.

마음속 천사의 수를 늘려라

인간은 누구든지 100퍼센트 선한 사람도 없고 100퍼센트 악한 사람도 없다. 우리들 마음에는 천사와 악마가 공존하며, 이들 중 어느쪽이 더 많은 비율을 점유하는가에 따라 선한 사람과 악한 사람으로 나뉜다. 나는 어느 날 웃음이 마음의 천사들을 깨우고 또 늘릴 수도 있다는 사실을 문득 깨달았다. 영혼의 웃음을 몰랐을 때 나는 마음 씀씀이가 무척 각박했다. 또 불안과 걱정으로 초조했다. 하루하루가 참으로 불행한 인생이었다. 하지만 웃음을 알고부터는 모든 게 긍정과 희망으로 변했다. 그리고 이제는 행복을 이야기할 수 있는 여유로운 사람으로 변했다. 마음의 천사들이 매일 웃음을 먹고 조금씩 늘어나서 나도 모르는 사이에 긍정적인 인간으로 다시 태어났다. 그리고 이제는 마치 천사의 큰 날개를 가진 것처럼 한결 가벼운 마음으로 이 세상과 만나고 있다. 이런 즐거움과 행복이 또 어디 있겠는가.

영혼의 웃음운동을 꾸준히 하면 몸과 마음에 분비된 다이놀핀 같은 신비물질이 축적된다. 나는 웃음을 만나고서 수년 동안이나 이런 사실을 몰랐다. 그저 웃음의 효과가 서너 시간 지속되다가 이내 소멸하는 줄 알았다. 그런데 그게 아니었다. 일부는 우리 몸과 마음에 축적되었다. 나는 웃음운동을 시작하고서도 오랜 시간이 지나서야 겨우 이런 사실을 알았다. 조금씩 축적된 신비물질은 신체의 세포뿐만 아니라 성격 등 모든 것을 긍정적으로 변화시키는 힘이 있었다.

영혼의 웃음운동을 지속적으로 하다 보면 자신도 모르는 사이에 마음의 문이 활짝 열리는 것을 느끼게 된다. 또 개방적인 성격으로 바뀌기 때문에 편견이나 가식으로부터 해방된다. 그러다 보면 당신은 어느덧 자유로운 삶을 영위하게 된다. 나아가 영혼의 웃음운동은 사람들로 하여금 고정관념에서 벗어나게 해준다. 남녀노소 누구와도 격의없이 잘 어울릴 수 있도록 해준다. 또 마음을 유연하게 변화시켜, 보다 활기찬 생활이 되도록 도와준다. 한편 영혼의 웃음운동은 삶에 대한 강한 자신감을 심어준다. 아시다시피, 우리는 그 자신감을 바탕으로 더욱 겸손한 자세를 유지하고 타인에게 배려해야 할 사항들을 두루 살펴야 할 것이다.

의구심을 품는 일은 당연하다

나는 10년 이상 목숨 걸고 웃음운동을 해온 사람이다. 하지만 웃음운동 초창기에는 내가 실천하는 웃음에 대해 의구심을 많이 품었었다. 이 점을 여러분에게 감추고 싶지는 않다. 분명히 어제도 그제도 지난달에도 1년 전에도, 심지어 하루에도 수십 번씩 웃음운동을 통해 행복감을 만끽했음에도 불구하고 나는 매번 웃음운동을 시작할 때마다 그 효과를 의심했다. 나는 이런 점이 참으로 아이러니했다. 이렇듯 불편한 마음은 웃음운동을 시작한 지 수년 동안 찾아왔다. 특히 내 기분이 축 처져 있거나 새로운 고민거리가 생겼을 때, 또 화가 많이 났을 때 더 심했다. '과연 20분 후에는 내 기분이 정반대로 좋아질까' 나는 웃음의 효과를 수시로 의심했다. 하지만 일단 웃음운동을 시작하고 10분 정도가 지나면 이런 생각은 깨끗하게 지워졌다. 나는 곧 상쾌해진 기분으로 방금 전의 의혹을 질책했다. 나는 그동안 웃음운동을 하면서 수만 번이 넘게 상쾌한 기분을 맛보았다. 나 같은 사람이 이럴진대, 이제 막 영혼의 웃음법을 만난 이들은 그 의구심이 얼마나 깊을까 싶다. 영혼의 웃음법을 배우는 가운데 당신은 나처럼 의

구심을 가질 것이다. 내가 그러했듯이, 그것은 당연한 일이다. 그러니 웃음에 대해 천천히 살피고 그런 후에 웃음운동을 실천하는 것도 좋으리라.

7

· · · · ·

영혼의 웃음법에 대한 일반적 사항

웃음운동은 처음 10분이 중요하다

1분 이상 쉬지 않고 날숨으로만 웃는다는 것은 사실 매우 힘들다. 웃음운동을 오래 한 사람도 마찬가지다. 최소 20분 이상은 가벼운 웃음운동을 반복해야 한다. 즉, 예비 웃음이 반복적으로 이루어져야 한다. 그래야 본격적인 영혼의 웃음운동을 할 수 있다. 이후 30분부터 더 강렬하고 열정적으로 몰입하다 보면 어느덧 무아의 경지에 이를 것이다. 이 단계에서는 옥구슬이 굴러가는 것처럼 목젖이 자연스럽게 떨린다. 이 경지에 이를 정도가 되면 자신의 몸과 마음에 깃든 웬만한 질병은 자연스럽게 치유된다. 또한 무아의 경지에서 웃음운동을 지속하다 보면 뇌하수체를 비롯한 신체 각 기관에서 다이놀핀 호르몬과 같은 신비물질이 순간순간 분비되어 나온다. 이 신비물질은 병들어 있는 악성세포들을 일시에 녹여버린다. 그리고 그 자리에는 이제 새롭고 건강한 세포들이 들어선다. 믿기 어려운 이 과정은 모두 영혼의 웃음으로 시작된다.

영혼의 웃음법에서 말하는 '무아의 경지'라 함은, 이성은 냉철하나

뱃속 깊은 곳으로부터 터져 나오는 웃음을 제어하지 못하는 상태로, 마치 실성한 사람처럼 10여 분 동안 계속 웃게 되는 현상을 의미한다. 특히 웃음이 계속 터져서 말을 잇지 못하고, 대화 상대까지도 웃는 이의 천진한 모습을 보며 따라 웃지 않을 수 없게 된다. 이런 현상은 대개 10여 분 가까이 이어진다. 어떤 경우는 30분 이상 무아의 경지가 이어진다. 이때의 감정은 최고의 기쁨이다.

우리는 보통 '실성(失性)'이라는 말에 부정적인 느낌을 갖고 있다. 정신적 충격에 의해 본정신을 잃거나 미쳐버린 경우를 가리키는 말이기 때문이다. 하지만 영혼의 웃음법에서 말하는 무아의 경지와 실성이라는 의미는, 그야말로 도달하고 싶고 또 맛보고 싶은 최고의 경지다. 한마디로 제어가 안 될 정도로 강력한 웃음이다. 웃음운동을 하는 이들에게 이 단계는 매우 중요하다. 그리고 이 순간은 온갖 스트레스로 힘들어 하는 현대인들에게 최고의 명약이 되는 순간이다.

이런 무아의 경지에서 어떤 이들은 예상치 못한 일을 경험한다. 특히 암과 같은 심각한 질병으로 고통을 겪는 환자들 중 일부는 깊은 영혼으로부터 용솟음치듯 분출되는 커다란 울음과 문득 마주친다. 그리고 웃음과 울음이 동시다발적으로 뒤범벅되는 상태를 맞이한다. 두 뺨을 뜨겁게 적시는 눈물을 하염없이 분출한다. 그 순간에는 죽이고 싶었던 사람마저 용서할 수 있는 마음이 거짓말처럼 샘솟는다. 나아가 나로 인하여 고통받았던 이에게 용서를 구하고 싶은, 깊은 통한에 휩싸인다. 며칠 동안 계속해서 회한의 눈물, 통곡의 눈물, 반성의 눈물, 감사의 눈물, 사랑의 눈물이 영혼의 웃음과 함께 흘러나온다. 이렇듯 간절한 소망과 회한의 감정 속에서 섞이는 울음과 웃음은 어떤 감동과 결합된다. 그 찰나, 우리의 몸에서는 다이놀핀 호르몬과 같은 신비물질이 대량 분비된다. 그리고 이 물질들이 암 덩어리나 악성세포를 깨끗이 녹여버린다. 이런 과정은 그야말로 기적과 같다. 우리가 익히 알고 있는, 난치병과 싸워서 이긴 인간승리의 주역들은 이런 웃음의 과정을 겪었으며 이러한 기적을 경험한 사람들이다.

과거 어느 종교단체에서 했던 말이 생각난다. 예를 들면 한 사람이 수십 년 동안 누워만 있었는데, 어느 날 갑자기 신비한 영적 체험을 겪은 후로는 벌떡 일어나서 걸었다는 이야기 말이다. 나는 솔직히 이런 이야기를 믿지 않았다. 그런 일은 종교단체가 만들어낸 허황한 이야기라고 생각했다. 하루아침에 내 체중이 8kg이나 증발한 일을 겪은 후로는 생각이 바뀌었다. 우리 주변에서 어떤 신비한 기적들이 일어날 수도 있겠구나 싶었다. 그 이후로 나는 보다 겸허한 자세로 세상 이치를 살피고 있다.

나는 그동안 암이나 불치병을 이겨낸 이들과 꾸준히 교류하면서 그들의 이야기에 귀를 기울였다. 또한 웃음연구와 관련한 여러 책을 탐독하면서 신비한 기적이 일어나는 원인에서 하나의 공통점을 찾아냈다. 그것은 다름 아니라, 마음속 깊은 영혼으로부터 용솟음치는 커다란 울음과 웃음 그리고 깊은 감동이 어우러졌을 때, 불가사의한 기적이 일어난다는 사실이었다.

아마도 이런 기적 같은 신비한 현상은, 의학의 아버지라 불리는 히포크라테스가 남긴 "인간은 누구에게나 자기 몸속에 백 명의 의사가 있다"라는 명언과 그 맥이 닿아 있다고 생각한다. 영원히 깨어나지 않을 것 같았던 내 몸속의 의사 백 명이 어떤 감동적이고 충격적인 자극에 의해 일시에 깨어나는 것이다.

영혼의 웃음법은
인간 본연의 순수를 찾아준다

영혼의 웃음법을 터득했다고 해서 구름 위의 신선이나 도사가 되는 것은 당연히 아니다. 다만, 순수한 동심과 그 사람 본연의 모습으로 되돌아갈 수 있을 뿐이다. 또한 슬플 때 슬퍼하고, 기쁠 때 기뻐할 줄 아는 사람, 삶의 순간순간에 자신의 희로애락을 적절히 표현할 줄 아는, 아주 평범하고 건강한 사람 본연의 모습으로 회귀할 뿐이다.

단순하고 순수한 것이 가장 강하고 위대하다고 나는 생각한다. 우리 모두는 가슴속에 어린 시절의 순수를 품고 있다. 그러나 나이를 먹으면서 그 빛나는 보석들을 잃어버렸다. 영혼의 웃음운동을 하다 보면 스스로 바보가 된 자신을 문득 만나게 될 것이다. 바보가 된 자신을 보면서 한편으론 민망하고, 또 한편으론 처량한 생각도 들어서 속상할 수도 있다.

하지만 다른 한편으론 그 바보의 모습에서 오래전에 잃어버린 순수를 찾아낼 것이다. 고(故) 김수환 추기경은 스스로 자신을 '바보 김수환'이라 불렀으며, 순결한 마음으로 한평생을 바보처럼 살았다. 영혼의 웃음법은 바보처럼 변한 자신의 모습을 통해 오래전에 잃은 순수를 되찾아준다.

영혼의 웃음법을 어느 정도 터득하였다 할지라도, 어떤 때는 슬픔에 괴롭고, 어떤 때는 외롭고 고독할 것이다. 보통 사람들처럼 감기에도 걸리며 이런저런 잔병치레를 하기도 한다. 지극히 평온한 일상을 살아가는 보통 사람들의 모습이다. 다만, 영혼의 웃음법을 어느 정도 터득하면 어떤 부정적인 상황이나 질병에도 오랫동안 함몰되거나 쓰러지지 않는다. 외부의 압력을 내부로부터 떨쳐내는 힘이 어느 순간 불끈 솟아난다. 그 놀라운 힘을 스스로 느낀다. 그리고 이런저런 잔병치레를 하면서도 세상을 향한 감사의 마음이 찾아온다.

국민 건강을 위한 웃음 프로그램

웃음에 목마른 사람은 사막의 오아시스를 찾듯, 열심히 채널을 돌린다. 그야말로 숨 가쁘게 웃음을 찾는다. 나 또한 가족과 함께 주말 저녁이면 오붓하게 둘러앉아 개그 프로그램을 본다. 그런데 프로그램들이 기대했던 것만큼 재미가 없다. 숨 막힐 정도로 경쟁하는 요즘 세태를 반영하듯, 개그 프로들 역시 어떤 조급함이 느껴진다. 그러다 보니 웃음은 사막의 신기루처럼 사라지고 없다. 웃음을 자아내는 장면들이 종종 있긴 하지만, 대부분 피식 웃고 마는 정도에 그친다. 이런 정도의 웃음으로는 건강에 미치는 효과가 미미하거나, 극히 제한적일 수밖에 없다.

만병의 근원이라고 할 수 있는 스트레스를 단숨에 날려버릴 웃음은 배꼽이 빠질 정도로 길게 이어지는 웃음이다. 그런데 현재 방영되는 개그나 코미디에서는 이와 같은 웃음을 찾기가 힘들다. 내 경험에 의하면, 짧게 웃고 마는 웃음이나, 한참 중단되었다가 다시 짧게 웃는 웃음으로는 효과가 크지 않았다. 한 번 웃더라도 숨넘어갈 듯 길게 웃어야 효과가 크다. 우리 국민 모두가 하루에 한 번씩 배꼽 빠질 정도

로 길게 웃을 수 있다면 얼마나 좋을까. 나는 개그나 코미디 관계자
들이 하루속히 이런 프로그램을 제작하고 방영해주었으면 하는 마
음 간절하다. 그리고 이 문제는 우리 국민의 건강과도 깊이 관련되어
있다고 본다.

나를 극복한다는 자세가 중요하다

생각을 바꾸면 세상이 달라진다는 말이 있듯이, 영혼의 웃음법을 터득하기 위해서는 바꿔야만 하는 생각이 있다. 그렇게 하지 않으면 영혼의 웃음법은 당신의 것이 될 수 없다. 이런 의미로 말하자면, 영혼의 웃음법 초보자는 먼저 자기 자신을 극복하려고 노력해야 한다. 그렇지 않으면 한 발짝도 앞으로 나아갈 수 없다. 설령 몇 발짝 앞으로 나아갔다 하더라도 결국 포기하게 된다. 이 웃음운동을 겸허한 마음으로 실천하고 또 자신의 마음을 새로이 하여, 조심스럽고 신중하게 접근하는 것이 좋다. 그래야 성공 가능성이 올라간다.

나는 지난 시간 동안 수많은 시행착오를 겪으며 쓰라린 아픔과 상처를 입었다. 그래서 영혼의 웃음운동을 시작하려는 분들에게는 이런 일이 없도록 내 개인적 체험을 모두 말해주고 싶었다. 내가 걸었던 험한 가시밭길이 아닌, 잘 닦인 길을 안내해드리고 싶다. 그럼에도 불구하고 여러분은 나의 조언 앞에서 망설일 것이다. 나는 당신의 그러한 망설임을 이해한다.

열 살짜리 개구쟁이 소년의 웃음은
순수였다

그 어느 해 설날, 나는 웃음과 관련하여 지금껏 내가 모르고 있던 사실을 알고 깜짝 놀랐다. 모처럼 형제자매들이 모여 오붓하게 혈육의 정을 나누고 있을 때였다. 그 자리에서 나는 웃음과 관련하여 책을 준비하고 있다고 얘기했다. 그때 내 이야기를 유심히 듣고 있던 큰누이가 다음과 같은 놀라운 이야기를 해주었다.

"그때 일 기억나니? 너 초등학교 3학년 때, 〈웃으면 복이 와요〉라는 코미디를 보다가 기절해서 너네 태권도 사범이 너를 업고 집으로 데려왔던 일 말이야. 내가 그때 집에 혼자 있었는데, 얼마나 가슴이 뛰고 놀랐던지…. '우리 동생이 누구한테 맞았어요?' 하고 물으니까, 네 사범이 '그게 아니고요, 영민이가 저희 집에서 〈웃으면 복이 와요〉를 보면서 웃다가 갑자기 이렇게 된 거예요'라고 하셨지."

나는 그 이야기를 듣자마자 온몸의 털이 쭈뼛 설 만큼 큰 충격을 받았다. 사실 나는 너무 오래전 이야기라서 희미하게만 기억하고 있었다. 그러고 보면 웃음과 나의 인연은 참으로 오래전부터 이어졌구나 하는 생각이 든다.

열 살 천진난만한 시절의 순진한 웃음이 훗날 어두컴컴한 죽음의 기로에 선 나의 생명을 극적으로 밝혀주다니…, 나는 웃음이 인도하는 새로운 삶을 따를 수밖에 없는 운명이었는지도 모른다. 이제 천진난만한 소년의 웃음은 지구촌 수많은 사람들의 건강과 행복에 도움을 주는 영혼의 웃음으로 널리 퍼져 나갈 것이다. 우주를 포함한 대자연의 어떤 신비한 에너지가 시공을 초월하여 우리에게 다가오는 것을, 우리는 이제 영혼의 웃음으로 확인할 것이다.

영혼의 웃음법 Q & A

Q : '영혼의 웃음법'을 최근에야 알았습니다. 이 웃음법은 무엇인가
요? 또 어떻게 시작해야 하나요? 앞서 제가 준비해야 할 것이 있는지
요?

A : '영혼의 웃음법'은 매우 단순한 웃음운동입니다. 이 웃음법은
소리를 거의 내지 않습니다. 이 웃음법은 시간과 장소의 구애를 받
지 않습니다. 웃음이 좋다고 하루 종일 웃음에만 매달릴 수는 없습니
다. 웃음운동 중간에 다른 일상적 업무도 봐야 하고 또 개인적인 일
도 해야 합니다. 우리는 각자가 원하는 시간과 장소에서 그때그때 웃
을 수 있어야 합니다. 영혼의 웃음법은 누구에게도 피해를 주지 않기
때문에 이것이 가능합니다. 이 웃음법을 너무 복잡하게 생각하지 않
았으면 합니다. 웃음을 배우기에 앞서 따로 준비할 것은 없습니다. 딱
한 가지 필요한 것이 있다면 스톱워치 정도입니다. 제 경우는 스톱워
치의 도움을 많이 받았습니다. 이 도구는 웃음운동의 시간을 체크할
때 필요합니다. 또 자신의 웃음이 얼마나 지속되었는지 확인할 때 도

움이 됩니다. 작은 도구이지만 오직 웃음에만 집중할 수 있도록 도와
줄 것입니다.

Q : 저는 영혼의 웃음법을 따라 하다가 며칠 만에 중단했습니다.
혼자 웃다 보니 실없는 사람이 된 것 같아 자괴감이 듭니다. 또 가끔
모르는 이와 눈이 마주쳐서 무안하고 곤혹스럽습니다. 마치 제가 모
르는 타인에게 잘못을 한 것 같아서요. 어떻게 해야 이런 심리상태에
서 벗어날 수 있을까요?

A : 그 불편한 심정을 백번 이해합니다. 저도 그 과정을 거쳐서 오
늘에 이르렀습니다. 하지만 영혼의 웃음법을 따라 하시는 분은 앞으
로 이런 눈치를 보지 않아도 됩니다. 영혼의 웃음은 일반적인 웃음법
과 달리 큰 소리로 웃는 웃음이 아닙니다. 그렇다고 하여 그 방법론
이 복잡하거나 하지 않습니다. 소리를 거의 내지 않기 때문에 주변에
서도 이 웃음운동을 눈치 채지 못합니다. 이 웃음법은 우리의 어릴
적 웃음처럼 쉽습니다. 천진난만하게 웃으면서 마냥 행복했던 순간
을 떠올리면 됩니다. 어린 시절의 당신은 무슨 이유로 웃었나요? 그때
의 당신은 누구의 눈치를 보면서 웃음을 멈췄나요? 아무도 의식하지
않고 순수하게 그 웃음을 즐겼을 것입니다. 그때의 웃음을 잊지 마세
요. 많은 사람들이 이런저런 이유를 들어서 중도에 포기합니다. 저 역
시 자괴감이 들어서 이 웃음을 포기하려고 마음먹은 날이 많았습니
다. 그럼에도 불구하고 영혼의 웃음법을 터득할 때까지 저는 살기 위

해 몸부림쳤습니다. 그것은 누구를 위해서도 아니고 나 자신을 위한 일이었습니다. 이런 힘든 과정들을 거친 사람만이 큰 기쁨을 누릴 수 있습니다. 혼자 웃는 것이 쑥스러운 것은 당연합니다. 특히 웃음운동의 초보자라면 더욱 그러합니다. 이를 극복하는 가장 좋은 방법은 웃음이 내 건강과 행복을 만들어준다는 굳은 신념을 잃지 않는 것입니다. 우리가 밥을 먹어야 살 수 있듯이, 웃어야만 살 수 있다고 믿어보십시오. 또 주위 사람들이 신경이 쓰인다면, 저처럼 새벽 산행을 하거나 한적한 길을 걸으면서 웃어보세요. 하다못해 이불 속에서라도 웃어보세요. 며칠만 참고 견디면 전혀 문제없이 해결될 것입니다. 그러고 나면 당신은 영혼의 웃음법의 세계로 진입할 것입니다. 당신이 마음만 먹으면 하루에 몇 번이라도 가슴 벅찬 환희를 맛볼 수 있습니다. 다이놀핀 호르몬과 같은 신비물질들이 일으키는 몸의 변화를 생생히 느낄 수 있습니다. 이 모두가 영혼의 웃음법을 꾸준히 실천했을 때 가능한 일입니다.

Q : 영혼의 웃음법은 어떻게 웃는 건가요? 그냥 소리 없이 웃으라고 하니까 막연하게 들립니다. 또 어떻게 웃는 것이 좋은지요?

A : 영혼의 웃음법을 처음 배우려고 할 때는 온몸의 힘을 최대한 뺀 상태에서 편안한 자세로 웃으면 됩니다. 좀 더 구체적으로 말하면 다음과 같습니다. 먼저 입꼬리를 살짝 올리고 잔잔한 미소를 머금으며 마음속으로 조용히 웃습니다. 조급해 하지 말고, 고요한 마음

상태를 유지하면서 잔잔한 미소를 머금은 상태로 10초, 20초, 1분, 2분… 자연스럽게 웃음을 흘리면 됩니다. 이렇게 웃다 보면 아랫배 저 깊숙한 곳으로부터 가볍게 '허~허~허' 또는 '하~하~하' 하는 소리가 살포시 터집니다. 이때부터 본격적으로 영혼의 웃음운동을 시작합니다. 거의 소리를 내지 않거나 바로 옆에 있는 사람도 알아들을 수 없을 정도의 가느다란 소리로 웃으면 됩니다. 주의할 점은 웃음 초반부에서 너무 무리해서 들숨을 참을 필요는 없습니다. 10초를 웃든 30초를 웃든, 또 그 이상 길게 웃든, 가장 중요한 핵심은 이 동작의 반복입니다. 동시에 웃음운동을 마칠 때마다 거친 숨이 조금이라도 터져 나오도록 해야 합니다. 이 웃음을 반복적으로 하다 보면 자신도 모르게 웃음의 문이 열리는 것을 경험하게 됩니다.

웃음운동은 처음 10여 분이 가장 어렵습니다. 이 짧은 순간을 잘 극복해야 영혼의 웃음법을 터득할 수 있습니다. 이때 억지웃음의 마중물을 흠뻑 적셔주어야 합니다. 그래야 잠시 후에 자연스런 웃음이 터져 나올 수 있습니다. 약 15분 정도 계속하면 웃음운동이 차츰 편해지고 쉬워지면서 탄력을 받습니다. 곧이어 자신도 모르게 기분이 점점 좋아지는 것을 느낄 수 있습니다. 웃음운동을 할 때는 들숨은 참는다는 생각으로 해야 합니다. 하지만 너무 무리해서 참을 필요는 없습니다. 어쩔 수 없이 살짝 들이마신 숨은 그냥 무시해도 좋습니다.

30초 이상 길게 웃을 수 있다면 좋겠지만, 그렇다고 무리해서 할 필요는 없습니다. 얼마나 꾸준히 노력하느냐가 관건입니다. 세상에는 '1만 시간의 법칙'이라는 것이 있습니다. 성실하게 오래 익혀야 비로소 내 것이 됩니다.

Q : 영혼의 웃음법이 주는 효과는 어떤지요? 박장대소, 포복절도와 비슷한지요? 또 어떻게 웃어야 그 효과가 발휘되는지요?

A : 일반적으로 웃음 하면 소리 내어 웃는 것을 떠올립니다. 그래서 웃음세미나 등에서는 큰 소리로 잘 웃는 사람이 돋보입니다. 하지만 매일같이 웃음클럽 같은 모임에 나가 웃음운동을 하기는 힘듭니다. 자신이 사는 곳에서 맘껏 웃을 수 있는 공간을 찾아야 하는데, 현실적으로 불가능합니다. 하지만 이젠 걱정하지 마십시오. 영혼의 웃음법은 소리 내어 크게 웃는 일반적인 웃음법이 아닙니다. 그러면서 소리를 내는 웃음처럼 그 효과가 뛰어납니다. 그동안 이 두 가지 웃음법을 비교해본 바에 의하면, 거의 소리를 내지 않고 웃는 영혼의 웃음법이 더 우수하다는 것을 알게 됐습니다.

일반적인 웃음법으로는 영혼의 웃음법처럼 30분 이상 강렬하게 웃는 것이 매우 어렵습니다. 특히 심신에 질병이 있는 분들은 최소 30분은 강렬하게 웃어야 합니다. 그래야 뇌하수체를 비롯한 신체의 각 기관에서 다이놀핀 호르몬과 같은 신비물질이 분비됩니다. 또 그래야 보다 빠른 쾌유를 기대할 수 있습니다. 이런 점을 고려해볼 때, 영혼의 웃음법이 보다 효과적입니다.

영혼의 웃음법을 배울 때 가장 중요한 것은 조급한 마음을 내려놓는 것입니다. 의욕을 앞세워서 억지웃음을 흘리면 힘만 들고 어렵습니다. 조금 하다 말고 포기하는 이유가 됩니다. 특히 초보자는 편안한 마음으로 웃음의 강도를 조금씩 높여야 합니다.

Q : 억지로 웃는 웃음도 효과가 있나요? 웃을 일이 별로 없는 사람이라서 억지로라도 웃어보고 싶습니다. 방법이 있는지요?

A : 웃음운동을 실천하고자 하는 이들은 웃음에 앞서서 먼저 즐겁고 재미있었던 순간을 떠올려야 합니다. 그래야 웃음이 유발되지 않을까 생각합니다. 저도 처음에는 웃음을 유발시키는 상황을 떠올렸습니다. 하지만 점차로 그런 상황에서도 웃음이 잘 터지지 않았습니다. 이 점이 너무 힘들어서 웃음운동을 포기할까 고민했습니다. 억지로 웃는 사람들을 보면 정상적으로 보이지 않았습니다. 뭔가 정신적으로 이상한 사람처럼 느껴졌습니다. 웃을 일도 없는데 억지로 웃어야 할까? 평범한 사람의 맨 정신으로는 힘들었습니다. 그런데 웃음운동을 하면서 많은 연구자들이 내놓은 웃음의 효과에 대해 알게 됐습니다. 억지웃음도 효과가 있다는 연구결과도 있었습니다. 미국 캔사스대학 타라 크라프트 교수 팀의 연구가 그것을 증명했습니다. 그는 대학생 169명을 세 그룹으로 나누었습니다. 첫 번째 그룹은 무표정한 얼굴을 하게 하고, 두 번째 그룹은 입가만 웃는 미소를 짓게 하고, 세 번째 그룹은 눈까지 웃는 환한 웃음을 짓도록 했습니다. 그 결과 무표정한 표정을 짓는 그룹보다, 입가만 웃는 미소를 지은 그룹과 눈까지 웃는 표정을 지은 그룹이 동일한 스트레스 환경에서 스트레스 지

수가 낮았고, 심박수도 적은 것으로 나타났습니다. 크라프트 교수는 "웃을 때 얼굴의 근육들이 움직여 뇌에 신호를 보내면 뇌는 즐거운 일이 있는 것으로 생각하고 엔도르핀을 분비하므로 억지로 미소를 지어도 그 효과는 진짜 웃음과 거의 동일하다"라고 했습니다.

또 다른 연구팀에서도 인간의 뇌는 억지웃음과 진짜 웃음을 구별하지 못하므로 의식적으로 계속 웃다 보면 진짜 웃는 것처럼 기분이 좋아지고 엔도르핀과 같은 좋은 호르몬이 뇌에서 분비된다는 연구결과를 내놓았습니다. 억지로 웃어도 웃음의 효과는 동일하며, 웃을 때 얼굴근육을 움직이면 엔도르핀이 분비되어 면역력이 높아집니다. 하지만 보통 사람들은 억지로 웃는 것에 대해 심리적으로 큰 부담을 갖습니다. 그러므로 억지웃음을 웃는다는 생각보다는 웃음을 마칠 때 거친 숨이 보다 많이 터져 나오도록 하면 될 것 같습니다. 그러면 웃음의 효과를 극대화할 수 있습니다.

Q : 가장 효과적인 영혼의 웃음법이 있는지요? 어떤 방식으로 실행하나요?

A : 영혼의 웃음법의 가장 기본이 되는 동작은 소리를 거의 내지 않으면서 들숨을 최대한 억제하는 가운데 날숨으로만 웃는 것입니다. 날숨으로만 약 20초 이상 웃다 보면 호흡의 압박감이 밀려오고 아랫배를 자연스럽게 자극하며, 이와 동시에 횡격막이 상하로 격렬하게 움직이면서 자연스럽게 복식호흡으로 연결되는 운동입니다. 살아 있

다는 것은 몸속의 피가 순환하고 호흡이 있다는 것입니다. 이렇듯 생명을 유지하는 데 호흡은 가장 중요합니다. 이 호흡 속에 건강의 비밀이 숨겨져 있다는 것을 이제 많은 사람들이 잘 알고 있습니다.

한편 이 웃음법은 몸 전체를 따뜻하게 유지하고 배가 너무 고프지 않은 상태에서 하는 것이 보다 효과적입니다. 몸이 따뜻해야 영혼의 웃음운동을 통한 에너지의 흐름이 보다 원활합니다. 또 뇌하수체를 비롯한 신체의 각 기관에서 다이놀핀 호르몬과 같은 신비물질의 생성이 보다 활발해집니다. 특히 추운 겨울철에 야외에서 웃음운동을 할 때는 머리끝에서 발끝까지 온몸을 따뜻하게 해야 합니다. 몸이 차가운 상태에서는 웃음운동을 하기가 어려울뿐더러, 그 효과도 기대만큼 크지 않습니다. 아울러 허기진 상태에서 웃음운동을 하면 강한 의욕이 생기지 않을 뿐만 아니라 에너지가 고갈되어 집중도가 확연히 떨어집니다.

영혼의 웃음운동을 몰입해서 하다 보면 자기도 모르는 사이에 고개가 숙여지고 어깨가 움츠러듭니다. 특히 웃음이 절정에 이르렀을 때에는 자연스럽게 상체를 숙이게 되고, 손으로 배를 잡고 웃게 되기 때문에 아무래도 가슴 쪽이 많이 움츠러드는 상태가 됩니다. 가능하면 가슴과 어깨를 펴고 목과 머리는 반듯하게 세운 채 하는 게 좋습니다.

그러나 영혼의 웃음운동을 하는 데 지장을 줄 정도로 자세 하나하나에 신경을 쓰는 것은 좋지 않습니다. 이렇듯 세세한 일까지 신경 쓰는 일이 불편하다면, 우선은 영혼의 웃음법을 터득하고 나서 차츰 자세를 교정하는 것도 나쁘지는 않습니다.

이 영혼의 웃음법을 간단한 맨손체조나 걷기운동과 같은 유산소 운동과 병행하여 실행하면 그 효과가 극대화될 것입니다. 몸에 중증의 질병이 있거나 정신적으로 많이 허약해진 상태에서 처음부터 무리하게 웃음운동을 하는 것은 건강에 도움이 되지 않습니다. 자신의 몸 상태를 살피고 웃음의 강도를 맞추는 것이 지혜로운 방법입니다.

영혼의 웃음운동을 수십 분 동안 강렬하게 하다 보면 목이나 가슴, 아랫배에 약간의 뻐근함을 느낄 수도 있습니다. 웃음운동을 마친 후에는 손가락을 이용하여 목과 가슴, 배 등을 부드럽게 주물러주는 것이 효과적인 마무리 방법입니다. 자신의 신체 일부지만, 고맙고 감사한 마음을 가득 담아 정성스럽게 주무르다 보면, 몸에서 들려주는 또 다른 신비한 감동의 울림을 느낄 수 있습니다.

영혼의 웃음법 속에는 신(대자연)이 숨겨놓은 엄청난 비밀이 있습니다. 이것들을 하나씩 발견하는 환희와 감동을 직접 느껴보시기 바랍니다.

Q : '영혼의 웃음법'에 거는 희망과 기대는 무엇인지요?

A : 인간은 100퍼센트 선한 사람도, 또 100퍼센트 악한 사람도 없다고 합니다. 우리들의 마음에는 천사와 악마가 항상 공존하고 있습니다. 이 둘 중 누가 더 많은 비율을 점유하고 있는가에 따라 선한 사람이 될 수도 있고, 악한 사람이 될 수도 있습니다. 어느 날 저는 문득

깨달았습니다. 웃음이 마음속 천사들을 깨우고 그 수를 늘릴 수도 있다는 사실을요. 영혼의 웃음법은 마음의 천사들을 늘려줍니다. 웃음을 몰랐을 때 제 마음 씀씀이는 무척 각박했고, 항상 초조했습니다. 하지만 웃음을 알고 나서부터 지금까지, 저는 눈 뜨고 입만 열면 긍정과 희망을 이야기할 수 있는 사람으로 변했습니다. 마치 웃음을 통해서 긍정의 유전자가 '온(on)'으로 스위치를 켜듯이, 마음의 천사들이 매일 늘어났기 때문일 것입니다. 저도 모르는 사이에 긍정적인 인간으로 거듭 태어날 수 있었습니다.

8

·····

영혼의 웃음법,
사전준비 및 유의사항

스톱워치를 준비하라

영혼의 웃음법을 실행하기 전에 준비해야 할 것이 있다면 그것은 스톱워치다. 이 도구를 꼭 준비해서 요긴하게 활용하기를 바란다. 나에게 스톱워치가 없었다면 아마도 중도에 포기했을 것이다. 길을 잃고 헤매는 심정이었을 때, 스톱워치는 내가 나아가야 할 방향을 똑바로 일러주었다. 그러니 이 도구는 훌륭한 스승과도 같은 존재이다.

제아무리 의지가 강한 사람이라도, 영혼의 웃음운동을 수년간 혹은 평생에 걸쳐 매일 30분 이상 꾸준히 한다는 것은 어려운 일이다. 영혼의 웃음법을 실천해서 높은 경지에 이르기 위해서는 이렇듯 반복적인 웃음운동을 해야 한다. 이런 점에서 웃음운동은 지루하고 힘든 과정이다.

이때 중도에 포기하는 것을 방지하고 매 순간 활력을 불어넣어주는 것이 스톱워치다. 스톱워치로 얼마나 길게 날숨을 쉬었는지 체크해보라. 방금 전에 웃었던 시간보다 조금이라도 더 긴 시간을 확인했다면, 당신은 큰 자신감을 얻을 것이다. 이처럼 스톱워치는 웃음에 대해 강한 성취욕을 불러일으킨다. 하지만 이때에도 서두르거나 조급한 마음은 금물이다. 절대로 무리하게 해서는 안 된다. 그저 편안한 자세로 조금씩 강도를 높여가야 한다. 스톱워치에 점점 익숙해지면서 자신이 해냈다는 자신감과 뿌듯함을 느낄 것이다. 게다가 30분 또는 1시간 동안의 웃음운동이 지루하지 않게 훌쩍 지나갈 것이다. 이는 100미터 육상선수가 자신의 기록을 단 0.1초라도 줄이기 위해 스톱워치를 확인하는 것과 같은 이치일 것이다.

스톱워치와 함께라면 이제 언제 어디서라도 영혼의 웃음운동이 가능하다. 이 도구의 간단한 조작을 통하여 날숨의 길이를 체크할 수 있다. 리셋 기능이 있어서 효율적으로 앞선 웃음시간과 비교해볼 수도 있다.

나에게 이제 스톱워치는 하나의 기계가 아니라, 신체의 일부로 느껴질 정도로 소중한 도구가 되었다. 지금까지 스톱워치가 없는 상태에서 영혼의 웃음운동을 시도한 분들이 있다면, 이제라도 사용해보길 권한다. 아마도 일찍이 스톱워치를 준비했더라면 웃음운동을 그만두지 않았을 사람들이 많았으리라.

미세먼지와 대기오염 정도를 살펴라

최근 미세먼지 농도와 관련하여 온 나라가 시끄럽다. 특히 중국발 북서풍이 불어올 때는 더욱 심하다. 그런 날이면 우리 사회도 대기오염 수치에 각별한 관심을 쏟는다. 미세먼지가 우리의 건강에 미치는 영향을 고려해본다면, 이런 반응은 어쩌면 당연해 보인다. 알다시피 초미세먼지(PM2.5 이하)는 폐나 기도로 바로 흡입되며, 심혈관을 따라 이동하면서 뇌를 비롯해 인체에 치명적인 손상을 준다. 세계보건기구에서는 이미 미세먼지를 1급 발암물질로 지정했다. 초미세먼지는 입자가 워낙 작아서 육안으로 식별이 불가능하다. 경고음도 없다. 그저 살며시 다가오는 암살자와 같다. 나는 이 미세먼지를 두려움의 대상으로 인식하고 있다. 그럴 만한 이유가 있다.

어느 날, 잘 알던 지인이 하루는 내게 영혼의 웃음법을 가르쳐달라고 했다. 그의 사정을 듣고 보니 승낙할 수밖에 없었다. 나는 주말을 이용하여 자세히 가르쳐주겠다고 했다. 그런데 약속한 당일의 미세먼지 농도가 $500\mu g/m^3$이 넘을 정도로 아주 나빴다. 순간 갈등하지 않을 수 없었다. 오랜만에 만나는 지인에게 괜한 오해를 사고 싶지 않았다. 거절하기도 어려운 상황이었다. 한두 시간 정도인데 괜찮겠지 싶었다. 그래서 지인과 함께 뒷산에 올라가서 열정적으로 웃음운동을 했다. 그런데 교습이 끝나고 약 2시간이 지나자, 우리 두 사람 모두의 몸에서 이상반응이 나타났다. 목이 칼칼하고 따끔거리면서 침을 삼키기가 어려웠다. 시간이 조금 더 흘러가자, 목과 머리, 어깨, 눈 등이 뻐근하고 온몸이 고통스러웠다. 특히 목은 좌우로 돌릴 수조차 없었다. 약 2시간가량 웃음운동을 하는 동안, 초미세먼지가 폐 깊숙이 들어온 듯싶었다. 다행히 하루 정도 충분히 휴식을 취하자, 몸 상태가 원래대로 돌아왔다. 그날 이후로 나는 매일매일 대기오염도와 미세먼지 농도를 체크한다. 미세먼지 농도가 시간당 $80\mu g/m^3$ 이상 올라가는 날에는 웃음운동도 실내에서 한다. 웃음운동은 이처럼 그날의 미세먼지 농도를 확인한 후에 하는 것이 좋다. 〔대기오염도 수치는 인터넷을 통해서 수시로 알 수 있다. 인터넷 검색창에서 '우리 동네 대기질'을 입력하면, Air Korea(환경부 환경공단) 홈페이지로 바로 접속된다. 휴대전화 바탕화면에 이 프로그램을 깔아놓으면 보다 쉽고 편하게 대기오염 정보를 얻을 수 있다.〕

이밖에도 웃음운동을 하는 분들은 자동차 배기가스, 담배 연기, 에어컨 바람, 휘발성 유기화합물, 휴대전화를 비롯한 각종 전자제품, 기타 오염물질을 피하는 게 좋다. 특히 전자파에 민감한 분들은 휴대전화나 컴퓨터에서 최소 1m 이상 떨어져서 웃음운동을 하는 게 좋다. 매일 웃음운동을 뒷산에서 하고 싶어도 할 수 없어서 안타깝다. 그 정도로 대기오염도 수치가 높다. 그래도 1년 중 편서풍이 불지 않는 절반 이상의 날들은 맑은 공기 속에서 할 수 있다는 게 큰 축복이 아닌가 싶다.

내 경험에 비추어볼 때, 공기청정기와 같은 전자기계나 인위적인 조작에 의한 가공된 공기보다는 약간 탁하더라도 자연공기 속에서 웃음운동을 하는 것이 몸에도 좋고 보다 효과적임을 본능적으로 알 수 있었다.

오해의 시선을 잘 이겨라

영혼의 웃음운동을 꾸준히 하면 별것 아닌 일에도 웃음이 터진다. 이와 같은 정서의 변화는 차츰 커진다. 세상만물이 아름답게 보이고, 주위 사람들 모두가 좋은 이웃처럼 느껴진다. 또 항상 밝은 얼굴로 사람을 마주하고, 지금 살아 있다는 것만으로도 감사의 마음이 일어난다. 이런 긍정적 효과에도 불구하고 때론 웃음으로 인해 사소한 오해와 불편한 일들이 벌어진다. 시도 때도 없이 웃다 보면, 어딘지 모르게 경솔해 보이고 경망스럽게 느껴진다. 심한 경우에는 뭔가 정신적으로 문제가 있어 보인다. 영혼의 웃음운동을 통해 마음의 근심과 걱정, 불안과 초조 같은 스트레스 덩어리들을 다 녹여버려서 자연스럽게 표정이 밝아진 것인데, 현실에서는 여러 오해를 받는다.

웃음과 관련하여 나는 예전에 아주 황당한 일을 겪었다. 어느 주말 오후, 혼자서 공원을 산책할 때였다. 영혼의 웃음운동을 아주 느린 걸음으로 하고 있었다. 소리를 거의 내지 않았다. 아랫배와 얼굴 표정으로만 웃었으며, 주변 사람들에게는 어떤 불편도 주지 않았다. 당연히 고개를 숙인 채로 웃음운동에만 집중했다. 그런데 난데없이 마주 오던 사람이 내 옆을 지나가면서 얼굴을 붉혔다. 게다가 심한 욕설까지 퍼붓는 것이다. 얼떨결에 당한 봉변이라 소스라치게 놀랐고, 당혹스러움을 감출 수 없었다.

그는 왜 내게 화를 냈을까. 나는 그날의 당혹스러움을 잊지 못한다. 그러다가 어렴풋하게 미루어 짐작했다. 어떤 사람에게는 다른 사람의 웃는 모습이 자신을 조롱하거나 비웃는 것으로 비쳐질 수도 있으며, 그런 경우 심한 오해를 받을 수도 있겠다 싶었다. 특히 정신적으로 큰 충격을 받아서 현재 고통을 겪는 사람이나, 참을 수 없을 정도로 화가 난 사람에게는 타인의 웃는 모습이 엄청 싫을 거라는 생각이 들었다. 그날 이후로 나는 웃음으로 생길 수 있는 오해를 알게 되었다. 그리고 지금은 주변을 조금 더 살피고 웃음운동에 임한다. 이렇듯 영혼의 웃음운동을 실행하는 동안에도 타인에 대한 배려가 무엇보다 중요하다는 점을 항상 가슴속에 새겼으면 한다.

당신에게도 축복이 찾아오기를

이제는 말할 수 있을 것 같다. 나는 그동안 이 책을 위해서 태어난 사람 같았다. 그 정도로 책의 집필에 몰두하고 또 매달렸다. 나는 웃음운동이 지금보다 더 확산되길 바랐다. 그 일환으로 이 책을 준비했다. 이런 소명의식이 없었다면 이 책은 빛을 보지 못했을 것이다. 특히 개인적인 고통을 회고하는 일은 쉽지 않았다. 부끄럽고 고통스러운 일이었다. 그러나 내 개인적 체험이 누군가에게 고통을 치유하고 건강을 되찾을 수 있는 거울이 된다면, 혹은 힘이 된다면, 나는 괜찮다고 생각했다. 어쩌면 나는 미래의 독자들을 떠올리면서 나의 고통을 잊었던 건지도 모른다.

나는 웃음운동을 시작하고 약 한 달 만에 온몸이 공중으로 떠오르는 것과 같은 놀라운 체험을 했다. 그리고 나서 6년 후, 하루아침에 8kg의 체중이 증발하는 믿기 어려운 일을 겪었다. 이 일들은 내 인생을 극적으로 변화시켰다. 하지만 나는 이런 얘기를 하려고 책을 쓴 게 절대 아니다. 내가 겪은 몇 가지 놀라운 체험들은 보편적으로 알려진 소리 내서 웃는 웃음법으로도 충분히 체험할 수 있다. 또 이런 종류의 얘기는 많은 이들의 이야기 속에서 이미 소개되었다. 그러니 나까지 합세하여 이런 종류의 얘길 늘어놓고 싶지 않았다. 그럼에도 불구하고 내가 이 책을 쓴 이유는 다음과 같다.

2011년 6월, 나는 각고의 노력 끝에 '영혼의 웃음법'을 발견했다. 그동안 우리나라와 세계 각국에서 해오던 일반적인 웃음법과는 완전히 다른 혁신적인 웃음법이었다. 나는 직감적으로 이 웃음법이야말로 인류의 건강과 행복에 기여할 수 있는 것이라고 확신했다. 이것은 웃음의 혁명이었다. 그 뒤부터 영혼의 웃음법을 세상에 널리 알릴 수 있는 방법을 고민했다. 그리고 전 세계인이 이것을 공유할 수 있도록 하는 것이 나의 마지막 소명임을 깨달았다.

그래서 '영혼의 웃음법'에 관한 모든 것을 차분히 글로 써보자고 생각했다. 글로써 세상에 알리는 것이 가장 지혜롭고 현명한 방법이라고 생각했다. 하지만 글을 쓰는 일이란 고난의 연속이었다. 그럴 때마다 나는 10년 전 죽음의 문턱에서 나를 구해준 웃음을 떠올렸다. 나를 극적으로 살려준 웃음을 위해서라도 끝까지 이 글을 완성하자고 마음먹었다. 그것이 웃음에게 은혜를 갚는 일이라고 생각했다.

이 책의 집필 과정은 이렇듯 우여곡절이 많았다. 그러면서도 마음 한켠에는 아쉬움이 남는다. 일테면 '영혼의 웃음법' 방법론에서 나는 모든 것을 숨김없이 서술했다. 그럼에도 불구하고 눈빛, 표정, 숨결, 파동, 에너지의 흐름 등은 온전히 그 느낌을 옮겨서 표현하지 못했다. 따지고 보면 이런 것들은 너무도 디테일하고 은밀해서, 서로 마주보며 교감이 이루어진 상태에서 전수해줄 수 있는 것들이다. 한편 표현의 애매함 때문에 기술하지 못한 측면도 있다.

　사실 영혼의 웃음법을 완벽하게 터득하기 위한 비밀은 이런 것들 속에 숨어 있을 수도 있기에 참으로 아쉽다는 생각이 든다. 이 부분에 대해 첨언하고 약속하자면, 나는 언제라도 영혼의 웃음법에 좀 더 심층적으로 다가가고자 하는 독자가 있다면 아주 기쁜 마음으로 만나보고 싶다. 독자가 원한다면 나는 언제든 서술되지 못한 부분에 대해서 적극적으로 설명해줄 것이다. 나는 그런 만남의 장이 향후에 있기를 희망한다. 그런 만남을 나는 진심으로 기대한다.

감사의 말

이 책의 원고 집필은 대부분 집에서 이루어졌습니다. 아내의 헌신적인 내조가 가장 큰 힘이 되었습니다. 아내는 내가 힘들어할 때마다 해낼 수 있다며 용기와 격려를 주었습니다. 저는 '영혼의 웃음법'을 저 혼자의 노력과 의지만으로 발견하거나 터득했다고는 결코 생각하지 않습니다. 우주를 포함한 대자연의 어떤 위대한 존재로부터 우연한 기회에 이런 귀한 선물을 받은 것이라 생각합니다. 더불어 어떤 위대한 존재가 인간에게 무언가 귀한 선물을 내려주고자 할 때는 그냥 선뜻 주는 것이 아니라, '고통의 보자기에 담아 보내주는 것 같다'라는 제 나름의 통찰을 확인할 수 있었습니다. 이 책의 집필 과정이 그러했고 영혼의 웃음법이라는 혁신적 웃음의 발견이 그러했습니다. 그 모든 분들께 감사드립니다.

오늘도 전국에서 웃음으로 건강과 행복을 선사하는 웃음치료사와 관계자들께 경의를 표합니다. 그분들은 어려움 속에서도 웃음전도사로서 맡은 일들을 꿋꿋하게 펼쳐 나가고 계십니다. 그분들처럼 웃음 속에 흠뻑 빠진 모든 분들께 축복과 기적의 에너지가 함께하기를 기원합니다. 아울러 우리 국민들의 건강과 생명을 지키는 의사와 한의사 그리고 의료 관계자들께도 국민의 한 사람으로서 진심으로 감사드립니다. 또한 암이나 불치병 등으로 고통받는 분들께 검증된 대체의학을 활용하여 참의술을 실천하는 분들께도 고마움과 감사드립니다.

끝으로 이 책을 끝까지 읽어주신 모든 분들께 감사드립니다. 당신이 한 줄 한 줄 이 책을 읽어서 이곳에 이르렀듯이, 당신이 매일매일 영혼의 웃음이라는 샘물을 퍼 올린다면 당신은 평생 건강과 행복을 누릴 것입니다. 또한 당신이 이루고자 하는 모든 소망이 이루어질 것입니다. 그리고 그 일들은 기적 같은 삶의 일부분이 될 것입니다. 저는 반드시 그렇게 되리라고 믿습니다. 당신을 위해 그러한 따뜻한 마음을 품을 것입니다.

저는 지금도 영혼의 웃음운동을 실행할 때마다 벅차오르는 희열 속에서 조용히 눈시울을 적십니다. 그것은 누군지 모를 어떤 위대한 존재를 향한 그리움과 감사의 마음으로부터 생깁니다. 그 위대한 분께 저는 오늘도 마음을 다해 말하고 싶습니다. "고맙습니다. 그리고 감사합니다."